時間医学とこころの時計

心身ともに老化を遅らせ、健康に導く

東京女子医科大学名誉教授

大塚邦明

清流出版

からだを守る「三つの時計」

生体リズムの研究が進んでくるとともに、「こころの時間」についての関心が高まり、「こころ」とは何か？　そしてこころは何処にあるのか？　こころの研究が続けられてきました。

わたしたちのからだには三つの時計が備わっていて、人の健康と一生を見守っています。

体内時計と腹時計については、その仕組みをはじめとしてほとんどのことが明らかにされています。こころの時計だけが、まだ十分ではありませんでした。

最近、ファンクショナルMRIやペット（PET）CTの普及で、体内（特に脳）のかなり奥深くまで、覗き込むことができるようになってきました。その結果、リトルブレインがこころの在り処であり、「こころの時計」をつかさどっていることが明らかになってきました。

リトルブレインとこころの時計。この小さな科学は、今、開花期を迎えようとしています。

この書では、「こころ」とこころの時計に焦点を当てて、ベールに隠された神秘の世界を垣間見たいと思います。こころの健康（spiritual well being）と「スピリチュアルな世界」の、最近の知見を紹介したいと思います。

時間生物学の開拓者の一人、ミネソタ大学のフランツ・ハルバーグ（Franz Halberg 一九一九〜二〇一三）は、医師としてそれを医学に応用し、時間医学を確立しました。ハルバーグは、私に会うたびに、「視えないものを見る努力をしなさい。聞こえないものにも耳を傾けなさい」と訓《おし》えてきました。

一九七二年に、約二四時間の時を刻む体内時計が発見されたときも、ハルバーグは、それが唯一の時計だとする当時の見解に満足していませんでした。「からだの時計は一つではない。いろいろな時計がある」と説き、私に、「それを探しなさい」と訓えました。

二〇〇〇年を過ぎて、体内時計の仕組みが、遺伝子と蛋白の相互作用の視点で眺めることができるようになって、その言葉の意味が、少しずつですが、多くの科学者に受け入れられるようになってきました。

ハルバーグの予言通り、私たちのからだには、多種多様の時計が満ち溢れていました。その一つに「こころの時計」があります。スピリチュアル（こころ）という世界では、それは柔らかく、自由自在に形を変えます。まるで「過去―現在―未来」が、同じ時空にあるかのように振る舞います。私は彼の教えをもとに「時間内科学」を開拓してきました。この書はその中でも、こころの部分に焦点をあてて、一般の読者向けに書き著したものです。

時間とは何か。生命とは何か。私たちは何処から来て、そして何処に行くのか？
人として、この世に生きることの意味を考えてみたいと思います。

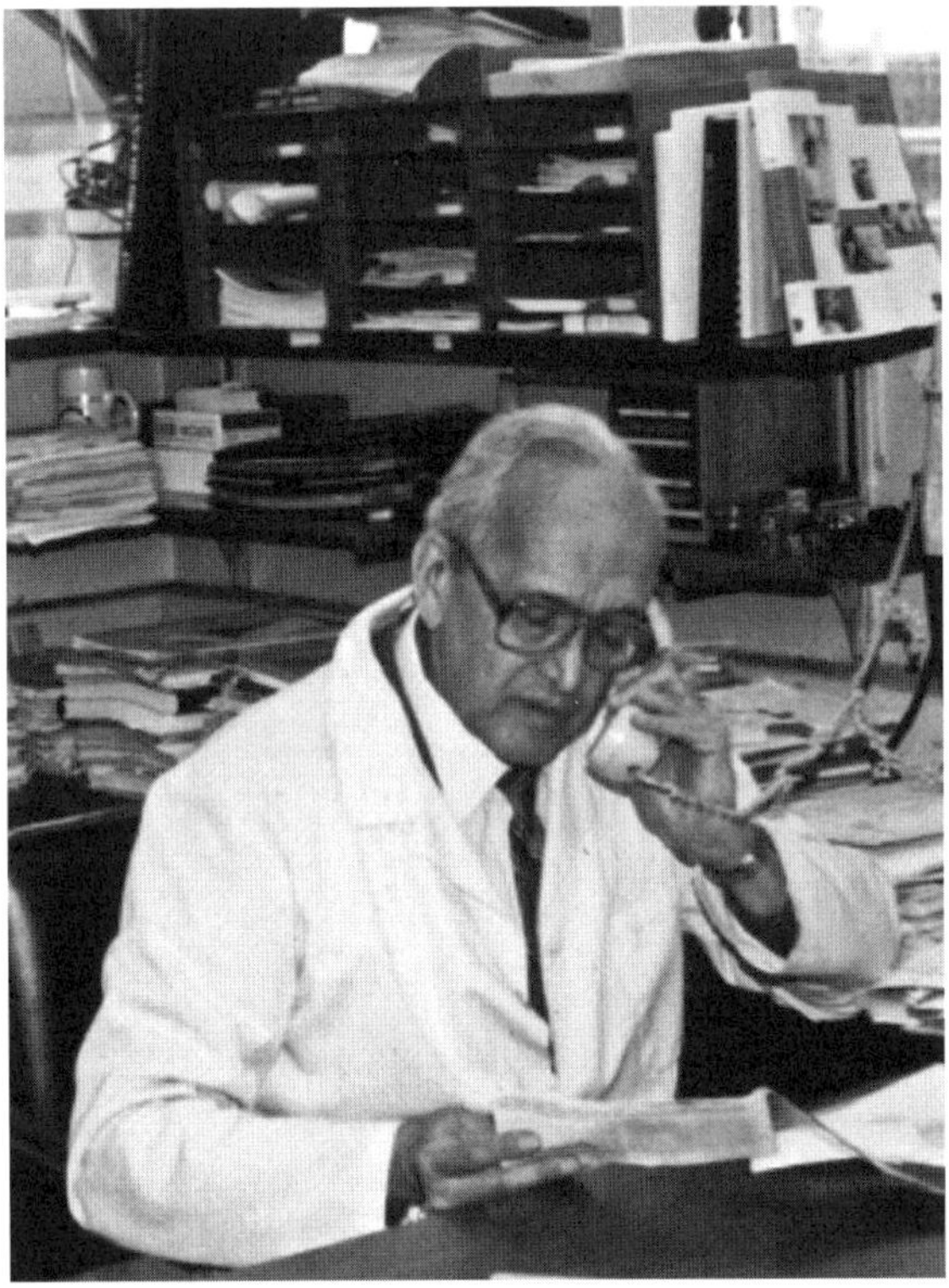
フランツ・ハルバーグ
（72歳、Franz Halberg、1919-2013）

宇宙のリズムを生命の中にコピーした「体内時計」

偶然としか言いようのない確率で地上に生を享《う》け、一〇〇年足らずで消えていく。古代ローマの智者、キケロは、それを「人は死して星になる。死とはなんとすばらしいことか」と言いました。死に秘められた自然の意思を見つめ、人の魂は永遠であると説き、こう教えています。

――地球をとりまく宇宙の中では、地球はほんの針の点ほどの大きさにすぎない。魂は、死して体から離れると宇宙に向かってまっすぐに昇天する。流れ星がそれである、人は死して星となり、天上から大地を眺める。なんと素晴らしいことか――

この生命観は、日本を代表する哲学者、西田幾多郎（一八七〇〜一九四五）が『善の研究』で唱えた、神=大自然という考えにも通じるところがあります。

近年、人のからだには時計のようなものがあり、時を刻んでいることが発見されました。体内時計（生物時計ともいう）と呼ばれるものです。その中に時計遺伝子というものがあって、規則正しく時を刻んでいる。これが生体リズムです。

私たちのからだは、時計で溢れていました。心臓、血管、脳、肝臓、膵臓、腎臓、そして皮膚や髪の毛、口腔内の粘膜に至るまで、その全ての細胞に時を刻む遺伝子がいて、時を刻んでいました。それゆえ脳にある体内時計を「親時計」。細胞にある時を刻む仕組みを、「子時計」と呼んでいます。

人間をはじめとして地球上のすべての生命には、地球の自転のリズムや、月や太陽などが奏でる天体由来のリズムが、すべて多重に宿っています。地球が誕生して以来、生物は数十億年という長年をかけて進化してきました。その進化の過程で宇宙のリズムを生命の中にコピーしたと考えられています。どの生物もほぼ同じ仕組みで、生体リズムを奏でています。そしてあらゆる生物が、生体リズムを持っていました。このことは、時を刻む仕組みを取り入れることにしくじった生物は、淘汰され、消えていったことを意味しています。

時計遺伝子の発見に続く数々の発見は、世界中の科学者たちを驚かせました。

時計遺伝子は単に時を刻むだけではなく、寿命を延ばすべく働いていることがわかったからです。人間の健康を維持し、老化の進行を抑制していました、

時を刻む仕組みが壊れると、人は病気になってしまう。

たとえば、時計遺伝子の一つをとり除いたマウスは若いうちに白内障になり、筋肉量が減り、骨粗鬆症になり、自律神経の働きが低下し、ホルモンのバランスが乱れ、免疫力が落ちて、老化が普通の数倍も早く進んでしまったのです。予想外の事実でした。

「大自然こそ体内時計の故郷であり、生命と生態系・地球・宇宙との間には深い相互連関がある。

その認識なくして、疾病と健康を語ることはできない」

これが時間医学の基本的な考え方です。

もう一つあったからだの時計、「腹時計」

私たちのからだには、もう一つ別の時計がありました。

「腹時計」です。文字通り、一定の時間が経過するとお腹が空いてくることです。

腹時計も病気と関わっていました。たとえば膵臓にある子時計の時計遺伝子に異状がある人は、糖尿病になります。朝の光が、生体時計の針を地球の自転の針に合わせる役目をしているように、食事も、生体時計の針を調整する役目を担っているからです。空腹の時間が長いほどその影響が大きいため、食事のなかでも朝食がもっとも大切です。夕食から朝食までの間の時間が長いからです。そして朝食の効果を十分発揮するには、ある程度しっかりした量を食べることが必要です。

腹時計は、体内時計とは独立して働いていました。その影響は、脳の体内時計からの指令よりも強く、からだの子時計のリズムは、たとえば明暗条件に関係なく、時を刻み始めます。通常は脳に操られているはずの体温や運動、あるいは脈拍数のリズムすら、腹時計のリズムに影響されて変化してしまうのです。腹時計の力は、生体時計よりも強力でした。

その理由は簡単です。生体リズムに関わらず、餌があるときに食べるという能力が、生き延びるために必要だったからです。餌が豊富ではなかった古代の生存環境では、生体リズムに則って食を摂るなどと悠長なことを言っていたのでは、生き延びることはできませんでした。

リトルブレインとも呼ばれる三つ目の時計「こころの時計」

それでは、体内時計と腹時計さえあれば、十分だったのでしょうか。

種の保存のためには、もう一つ別の仕組みが必須でした。

それは危急存亡のとき、からだからの情報を集中的に受容し、即座に判断して実行に移すという行動力です。たとえば、思いがけず外敵と向かい合ったとき、闘うか逃げるか、それを瞬時に判断し、行動を起こすことが必要でした。

二一世紀になって、それを取り仕切っている仕組みが明らかにされました。それは、脳の「島《とう》皮質《ひしつ》」という神経細胞群にありました。「島皮質」は、新しい脳と古い脳との境目の場所にあります。ちょうど扇の要の位置を占めるかのように、それは大脳半球のほぼ中央に位置し、両者と密に連絡をとることで、全身からの情報を集め、そして加工し、全身に発信していました。脳の中の脳(リトルブレイン)とも呼ばれる所以がそこにあります。

人にはこころがあります。そこに他の生物との違いがあります。今では、島皮質こそ「こころの在り処」ではないかと考えられています。人間のこころには様々な要素が複雑に包み込まれています。幸せや不安といった情動にとどまらず、善か悪かなど道徳的感情が刻みこまれていて、情報処理能力という知能も含まれています。その働きは、子どもから大人になるとともに成長していきます。数千年の時の流れとともに、規則性に複雑性が加わることで、それはまるで別もののように進化してきました。

本書では、構成を、六つの章に分けました。

第1章では、人の生命《いのち》に刻印された体内時計の不思議、

第2章では、こころの時計が育むこころの世界、

第3章では、こころの時計を創出する「こころ」は何処にあるのか、

第4章では、多重のリズムとともに生きることとの意味論、

第5章では、体内時計が育む こころの仕組みとスピリチュアルな世界の科学、

第6章では、新しい環境に挑戦する度に進化し 完成されてきた体内時計とこころの時計、

以上を、紹介していきます。

私は生命《いのち》とは、生命《いのち》と、生命を大きく包む空間（すなわち宇宙）との融合にあると考えています。

そのために欠かせない要素が、「こころ」です。時間と宇宙と心を科学する学問体系を、私は「クロノスフェア」と呼んできました。クロノス（時間）、ノモス（学問）、ノウス（こころ）、スフェア（宇宙）を圧縮した言葉です。

人の一生は、宇宙の時間に比べればほんの短い時間であるかもしれませんが、クロノスフェアとして眺めてみると、きわめて豊穣なひとときにも映ります。幸運にもこの世に生を享けた私たち。私たちが一生を健やかに送るために必要なキーワードが、「体内時計」と「腹時計」、そして「こころの時計」です。

それは数十億年の歴史を費やして、生きる仕組みとして私たちのからだの中に宿りました。

しかし、現在、せっかく獲得した生体リズムが壊れようとしています。ＩＴ産業が謳歌し、イルミネーションは時を問わず輝き、生体リズムは乱れてしまいました。三つの時計を狂わせ、健康を損ない、老化の速度を早め、寿命を短くしています。この社会を生き抜くために、私たちは何をすればよいのでしょう。

また、今、日本は高齢者人口が二五・一％にも達し、超高齢社会（二一％以上）を迎えました。超高齢社会とは、死亡者が急増する多死社会とも言えます。この時代を生きるためには、健康のあり方を求めつつも、死とは何かを真摯に考えることが必要です。それが超高齢社会に生きる、私たちの宿命です。

目次

第2章　こころの時計が育むこころの世界　39

第3章　こころは何処にあるのか？　61

第4章　時間医学の視点からみた生命倫理学（クロノバイオエシクス）　87

第5章　スピリチュアルな世界を考える 119

第6章　こころはなぜ、いつ生まれたのか？　155

装丁・本文デザイン／中岡一貴（アトリエ・シーレ）

第1章

人の生命《いのち》を支える多重なリズム

人にはいくつもの規則正しいリズムがあります。よく知られているのが約二四時間のリズムで、夜に眠くなり、朝に目覚めます。体温も夜は低く、朝から昼にかけて高くなります。私たちのからだは、ほぼ二四時間周期のリズミカルな変動を繰り返しているのです。ほかにも九〇分、八時間、三・五日、七日、三〇日、一年のリズムなど、人は「生体リズム」と称されるリズムを、数多く身につけています。

さて人が、地球上に「人間時代」をつくり上げたのは、こころという仕組みを生みだすことができたからです。近年、こころの動きにもリズムがあり、こころの時計がリズムをつくっていることがわかってきました（これについては第2章で詳しく解説します）。

この章では人のリズム研究の、最近の知見を紹介したいと思います。

生まれるに時あり、死するに時あり

科学的に解明される以前から、先人たちは体内時計のことを暗黙のうちに感知していたようです。その存在を予測していたかのような言葉が様々なところに残されています。

旧約聖書には、「天下のできごとには、須く定められた時あり。生まれるに時あり、死するに時あり、種を蒔くに時あり、刈り入れるに時あり、癒すに時あり」（コヘレトの言葉、三章一—

三節）という有名な言葉が記されています。

この世で起きることには、「定められた時」があり、生死の時間、種まき、刈り入れの時間も定まっている、というのです。

生命の誕生にも、リズムがあります。

出産は、深夜から明け方にかけて増えます。昼間は少なく約二四時間のリズムを示します。「赤ん坊は夜に多く産まれる」。この生命誕生のリズムは人に限ったことではありません。セミやハエなど昆虫でも、幼虫や蛹から成虫になる羽化は深夜から朝方に限られます。これは、朝が一日の中で最も乾燥しにくい時間帯で、そのときに羽化すれば生き残る確率が高くなるからです。赤ん坊が夜に多く産まれるのも相応の理由があるはずです。あるいは恐竜時代に最も生き残る可能性が高かったのが、夜の時刻だったからかもしれません。その適応の結果を、今も引きずっているのです。

それでは生命の終わりにも、何かリズムのような仕組みがあるのでしょうか。

潮が満ちるときに生を享け、潮が引くときに逝くことは古来よく言われることです。真偽はまだ明らかではありませんが、この法則は古今東西で伝えられてきました。

旧約聖書エノク書は、大天使サリエルが月を支配し、人の死をつかさどると記しています。月は、暗い夜を照らすことから、古代人は月が大きな霊力を持つと信じてきました。太陽と違って、

「満ち欠け」という神秘的な性質があることから、月には、「創造、成長、衰退、破壊」という人の宿命の全てが宿っていると考えていたようです。誕生とともに月から魂を送り込み、潮が満ちたときに生まれ、潮が引くときに死し、死とともに魂を月に帰す。それがサリエルの任務でした。

白樺派の作家、志賀直哉（一八八三〜一九七一）は短編「母の死と新しい母」で、生母が亡くなるときの情景をこう描いています。

「汐の干く時と一緒に逝くものだと話して居た。それを聴くと私は最初に母の寝て居た部屋へ駆けて行って独りで寝ころんで泣いた」

こう書いた直哉自身も、ほぼ東京湾の干潮時刻に永眠しています。

潮汐周期は月の公転運動がもたらす重要なリズムです。

月と地球との位置関係によって、月の引力で持ち上げられる海水面は、満潮から干潮まで周期的に変化し、大潮や小潮など潮位にも変動が生じます。当然のことながら、蟹や貝などの潮間に棲む生物は、この潮の満ち干のリズム（一二・四時間と二四・八時間）と調和することで、生命活動を営んでいます。そしてこのリズムは、それ以外の生物にも刻まれています。

海辺近くに住んでいるとか、漁を仕事にしているとかでなければ、普段潮の満ち干を意識して暮している人はあまりいないかと思います。しかし、それでも私たち人の生命にも、潮間帯生物と同じように、約一二時間のリズムが刻印されていました。

その一つが眠気度です。眠気は一日のうちで夜中の二時頃が最も強く、次いで午後二時頃に強く現われます。リズムに従うという意味では、南欧のシエスタのような昼寝は健康にいいと言えます。

夕食は午後七時が最適

健康によい起床時刻は、午前六〜七時です。起床後、一時間以内に朝食を摂ると、体内時計の針が正しくリセットされます。朝食（午前七〜八時）には、十分な糖質と適量のたん白質を。そして食物酵素が豊富な野菜やフルーツがあれば、その効果はもっと強くなります。よく噛んでゆっくり食べると、夜のメラトニンが増え、深い眠りが誘われます。

夕食は午後七時が最適です。唾液や膵臓からでる消化液が一日の中で最も多く、消化がよいことがその理由です。味覚が最も敏感になって、食欲が亢進します。夕食時は食塩を多めに摂っても、さほど血圧は上がりません。血圧を上げるホルモンが少なく、余分の塩はすぐ尿から排出されるためです。

とは言え、それが毎日になると、溜まった塩が腎臓や肝臓の子時計に働きかけ、時計遺伝子のリズムを狂わせてしまいます。やはりほどほどが肝要です。

午後八時以降の夕食は、血糖値を上げ、胃酸の分泌量を増やして逆流性食道炎を惹き起してしまいます。そして午後一〇時以降に食事すると、時計遺伝子ビーマルワンの働きで太りやすくなってしまいます。

体力にも一日のリズムがあります。

体の中に酸素がみなぎるのは午前七~八時で、筋肉痛もさほど苦になりません。気分が最も爽快なのは午前一〇~一一時頃で、体力が最も強くなるのは午後三時~六時です。気道が広くなり、呼吸が楽で、筋肉がしなやかになり、瞬発力に優れ、筋力が強くなるからです。

トレーニングや、散歩の効果が上がるのは、午後五~九時で、スポーツ選手が好成績を収めるのもこの時間帯です。

心筋梗塞、脳梗塞は朝におこりやすい

心筋梗塞などの心臓病は、朝に多く、命にかかわる不整脈も、午前一〇~一一時に多く発病します。脳梗塞も午前八~一〇時に多く、急死は午前六~一〇時に多くみられます。

朝起きて一日の活動が始まると、血圧が上がります。いろいろなストレスで自律神経が緊張し、

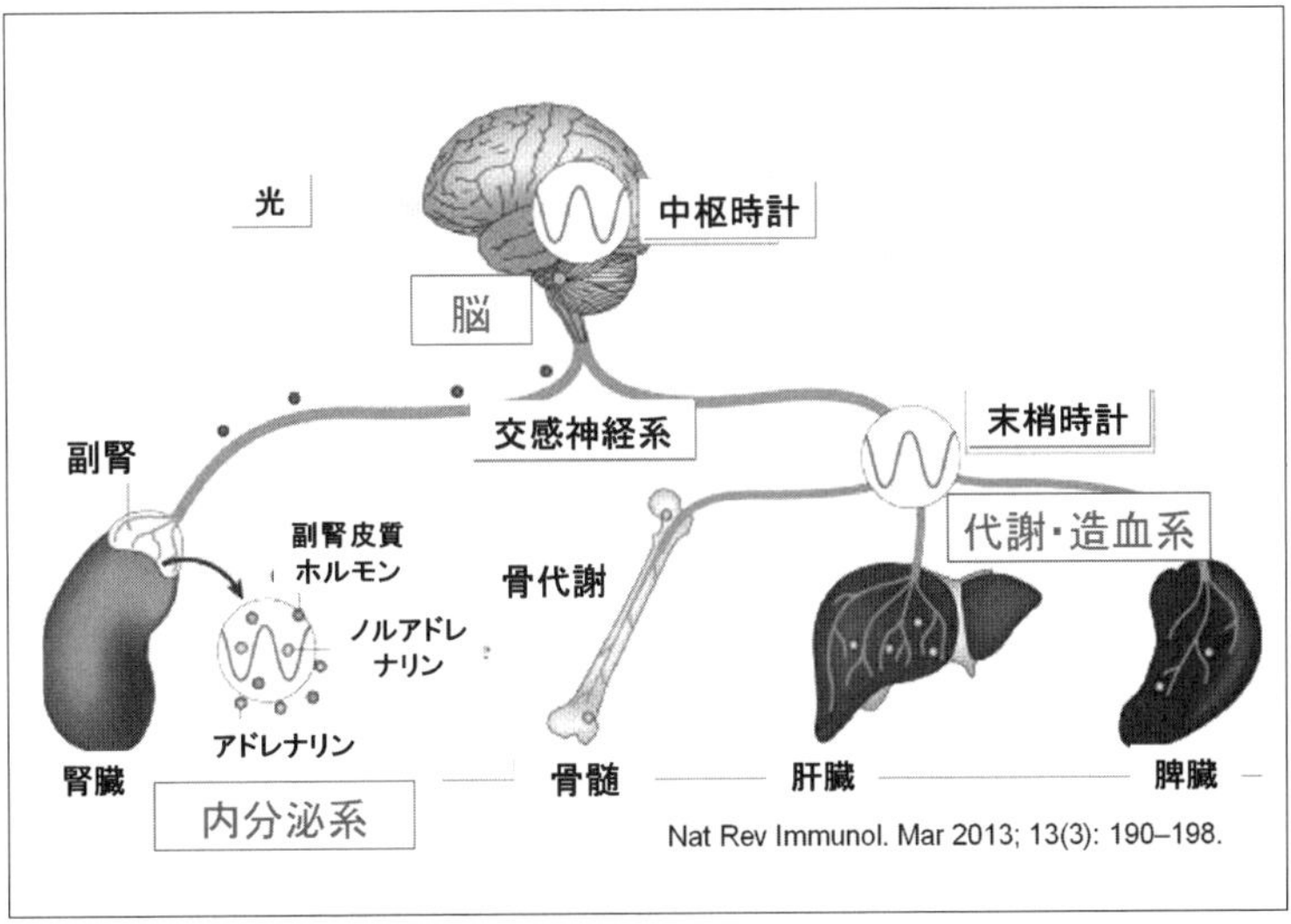

図２　脳にある体内時計（親時計）は、細胞にある体内時計（子時計）に働きかけて、からだの全ての細胞の健康状態を監視しています。親時計は、自律神経・ホルモン・免疫系の働きを意のままに操り、子時計を働かせます。心臓、血管、腎臓、副腎、骨、肝臓、脾臓など、私たちのからだにある臓器や組織を効率よく働かせることで、健康を維持し若さを保ち、寿命を延ばすべく働いているのです。

心臓や脳を栄養する動脈の径が細くなり、細胞は酸素不足になって、血が固まりやすくなります。これが朝にいろいろな病気が起こりやすくなる理由です。

リウマチなどの関節炎、鼻血、偏頭痛、うつ病なども朝に多く発病します。鼻づまりやくしゃみなどのアレルギー症状が悪化するのも早朝で、風邪やインフルエンザの症状が最悪なのも朝です。

一方、腰の痛みや歯の痛みは、夕方に強くなります。

大阪や東京等の大都会の調査では、心筋梗塞は夕刻にも多く発症します。その理由はよくわかっていませんが、夕刻を仕切る時計遺伝子の所為だと推測されています。

夜の一〇時頃に、皮膚が敏感になり、蕁麻疹が出やすくなります。一一時になると気管支喘息の発作が始まり、真夜中には痛風や胆石、あるいは胃潰瘍が痛み始めます。深夜の三~四時になると、心臓性喘息が現われます。新生児の急死が多いのもこの時間帯です。

病気を防ぐからだのリズム

自律神経とホルモン、そして免疫力にもリズムがあります（図2）。

自律神経には、からだを休める副交感神経と、活動能力を高める交感神経があります。副交感神経は夜に強く働き、交感神経は昼間に強く働きます。

副交感神経の働きが最も強いのは午前四～五時で、このとき眠りは深く、休息の質が最もよくなります。交感神経の活動が最も強くなるのは午後一～五時で、このとき精神活動は最高潮で、計算が早くできるのもこの時間帯です。

ホルモンの働きにもリズムがあります。たとえば目覚めのホルモン、コーチゾルは、午前六～八時に最高になり、眠りを誘うメラトニンは、午後九時頃から増え始め、深夜にピークとなります。血圧を調節するレニンは午前五～六時に、アルドステロンは午前六～一二時に高く、そのため朝から昼までの間に、食塩の多い食事を摂ると、高血圧になってしまいます。

免疫力は、夜に強まります。真夜中から午前三時に最も強く、そのため怪我や病気を治すには、夜の深い眠りこそ大切です。

薬の効果は時間帯によって違う

薬の効果も、服薬時刻によって異なります。

カルシウム拮抗薬という高血圧の薬は、朝に服薬すると効果が大きく、エース阻害薬という高血圧の薬は、夜のほうがよく効きます。

スタチンというコレステロールの薬は朝よりも夕食後の服薬のほうが、効果が大きいことがわかっています。コレステロールの合成にはリズムがあり、夜間にその合成量が増大するからです。

気管支喘息の発作の頻度は、深夜から早朝に多く、発作の症状も深夜から早朝が重症です。そのため気管支を拡げる薬は、朝よりも夕食後（午後九時頃）に服薬するほうが、夜間の薬の濃度が高くなり、その効果も大きくなります。

重症の気管支喘息の治療に用いられるステロイドホルモンも、朝よりも夕食後に服薬するほうが、効果的です。ステロイドホルモンはしばしば不眠をもたらしますので、夜ではなく午後三時頃に服薬するのがベストです。大量を服薬しなければならないときは、朝と午後に分けて服薬すると、よい効果が得られます。

鼻炎の薬は夕方、咳止めの薬は就寝前に服薬すると、その効き目が強くなります。

わたしたちは毎日、骨を造る骨形成と、骨をこわす骨吸収を、リズミカルに繰り返すことで、骨量をほぼ一定に維持しています。骨形成と骨吸収にかかわる要因は、脳の体内時計で統括され、いずれにも明瞭なサーカディアンリズムがみられます。

骨吸収は昼間に最大で、夜に最小です。骨形成は昼間に最小で、夜に最大です。この両者のバランスから、「骨は夜造られる」と言われています。

ですから、骨粗鬆症の治療に用いられるビタミンD製剤やカルシトニンは、昼間よりも夜間の投与の方が効果的です。一方、最も強力な骨粗鬆症の治療薬であるビスフォスフォネートは、時刻が限定された薬剤であるためまだ検討が不十分で、いつの服薬が最も効果的かまだわかっていません。

関節リウマチの治療に、治療時刻の影響が注目されています。

関節のこわばり、腫脹、疼痛などの症状（これを炎症症状と言います）は、起床後の朝に強く、午後から夜間にかけて軽減します。関節リウマチの本質的な問題は、免疫異常が原因で関節が壊れていくことです。それゆえリウマチの治療は、炎症そのものよりも、リウマチの人にみられる免疫異常を治癒することこそ大切です。リウマチで関節が壊れる原因は、ティエヌエフ・アルファやインターロイキン等の炎症性サイトカインが過剰に産生されることにあります。

炎症性サイトカインは早朝に増加するというサーカディアンリズムを示します。そのため、たとえばメトトレキサートというリウマチの薬を、夜間のうちに服薬すると、効率よく、早朝の炎症性サイトカインの上昇を抑えることができます。

スルフォニルウレアという糖尿病の薬は、夜にのむほうが血糖をよく下げます。抗菌剤（ニューキノロン）も、夜にのむとよく効きます。

このように薬の効果には、それぞれ効きやすい時間帯があります。

人にとって時間とは、なんとも不思議なものです。

生体リズムを紡ぐ体内時計

私たちのからだには、前述のようなリズムを紡ぐ仕組みがあります。

夜になると眠くなり、朝が来ると目が覚める。それもだいたい同じ時刻。まるで、からだの中に二四時間の時計があるようなので、私たちはそれを体内時計（あるいは、生物時計）と呼んでいます。

生物時計を持たない生物は、地球上にはいません。そこで一九六〇年、ドイツの植物学者エルヴィン・ビュニング（一九〇六～一九九〇）は、それを生物が地球の自転に適応して造りあげた仕組みであると考えました。

一九七二年、その在り処が発見されました。自律神経やホルモン分泌を調節する、脳の中の視床下部というところ。その中のわずか米粒くらいの大きさの左右一対の細胞集団が体内時計でした。マウスの実験ですが、そこを壊すと一日のリズムが消え、そのあと移植するとリズムが回復することから、それが在り処だと証明されたのです。

生理学的、解剖学的研究から、生体時計の特徴がいろいろとわかってきました。

たとえば、体内時計の特徴の一つに「温度補償性」というものがあります。一般的に、生理現象に関わる化学反応は温度に依存して速くなります。たとえば気温が一〇度上昇すると、反応速度は二～三倍になります。熱いところに行けば、脈が早くなったり、汗をかいたりするというのは、誰にでも覚えがあるでしょう。

ところが体内時計の働きは、温度が大きく変化しても変わりません。どのような環境であっても、常に正確に、時を刻み続けることができるのです。

時を刻む仕組みは、種にかかわらず普遍的で、地球上の生物はいずれもほとんどそっくりの仕組みで時を刻んでいます。このことは、生物が急激に多様化した、約五億年前のカンブリア紀以前に、すでにこの機能を身につけていたことを意味しています。

また、体内時計を持たない生物が、地球上にいないということは、時計の機能を獲得できなかった生物は、子孫を残すことができずに、進化の中で消え去っていったことを示しています。

地球上の生物は、生命誕生から三〇億年を超える歳月をかけて、月、太陽、惑星、宇宙がもたらすさまざまな周期現象に適応して様々なリズムを身につけ、効率よく生きていくために体内時計を獲得しました。

そしてその働きを改良しながら、進化してきました。

人の体内時計は二五時間

時を刻む仕組みには、奇妙な工夫があります。

時刻を知る手掛かりのない暗闇の洞窟の中で生活すると、生活リズムのテンポは遅くなり、からだのリズムと地球のリズムは少しずつ離れて行きます。そこでは地球の自転よりも一時間ほど長い、約二五時間のリズムで体内時刻が刻まれます。ミネソタ大学のフランツ・ハルバーグは、地球の自転と一時間ずれたそのリズムのことを、「サーカディアン・リズム」と名づけました。サーカとは「概《おおむ》ね」、ディアンとは「一日」を意味するラテン語です。

人はこの一時間のずれを、太陽光を用いて調整します。太陽光を「朝」に浴びることが必要です。光の中の青色のスペクトル成分にその働きがありました。

それではなぜ一時間ずれているのでしょう。

地球の自転の速さは、わずかずつ遅くなっています。月や太陽が、地球の海水に影響して、ブレーキをかけていることがその理由です。珊瑚の化石に刻まれた縞模様の構造を解析してみると、一〇〇年当り一・四ミリ秒のペースで一日の長さが長くなっていました。

生命が急速に多様化した約五億年前のカンブリア紀は、一日の長さは約二一時間でした。霊長類が誕生した約三五〇〇万年前の、一日の長さは二三・五時間くらいでした。人をはじめとする生物はそれを察知して適応し、光を浴びることで体内時計の針を合わせるという、奇妙な仕掛けを、遺伝子の中に組み込んだのです。

生活リズムが崩れるとがんに罹《かか》りやすい

一九九七年に、時を刻む遺伝子が発見されました。柱時計が振り子の揺れを利用して時を刻むように、体内時計は遺伝子から蛋白への、化学反応の揺れを利用して、時を刻んでいました。時を刻むことから、それは時計遺伝子と名づけられました。

さて、時刻《とき》を刻むはずの時計遺伝子には、別の顔がありました。

時計遺伝子に異常がある哺乳動物は、成長とともに肥満になり、糖尿病になってしまったのです。コレステロールや中性脂肪が増え、骨がもろくなりました。老化が速く進み、寿命が短くなってしまいました。

人も同様でした。生活リズムの乱れが原因で生体リズムが乱れている人や、時計遺伝子に遺伝子異常があるような人では、高血圧になりやすく、コレステロールが高くなり、糖尿病になってしまうこと。骨が脆くなり、がんに罹りやすくなり、そして老化の進行が速くなってしまうことがわかってきました。

時計遺伝子は、「発がん」にも関わっていました。

二〇〇二年、二種類の発がんマウスを用いた実験で、脳にある体内時計を壊したところ、腫瘍細胞がどんどん大きくなることが発見されました。がん細胞を抑える副腎皮質ホルモンとリンパ球の減少が原因でした。時計遺伝子を取り除いたマウスに放射線を照射すると、正常マウスよりも発がんの確率が高まること、そしてがんの成長スピードも速くなって早期に死亡してしまうことが確認されました。

看護師のようなシフトワーカーでは、乳がんや大腸がんの発症が、通常より三〇%以上高頻度になることが、以前から報告されていました。その主原因の一つに、生体リズムの乱れがあったのです。

地球に棲み、生き延びていくために、なぜ体内時計が必要だったのか？

その答えはここにありました。体内時計は、時計遺伝子の働きを介して、病気の発現を抑え、老化のスピードを遅くして健康寿命を長くする、という特別な任務を担っていたからです。

カオスからリズムを生み出す時計遺伝子ネットワーク

今では、時計遺伝子が時間《とき》を刻む仕組みの、ほぼ全貌が明らかにされています。

朝、昼、夜の三つの時刻を中心に、二〇数個の時計遺伝子がネットワークをつくっています。互いに連絡を取り合うことで、まず薄明（夜明け）と薄暮（夕刻）の時刻を創りだします。この五つの時刻を基に、人が生きていくために必要なエネルギー源を醸し出し、互いに協同して老化を抑え、若返りを図るべく働いています。

生体リズムの主役は、朝にあります。朝の時刻を担当する時計遺伝子をこわしたときにだけ、リズムが消えてしまうからです。それゆえ、健康を維持するための基本は、規則正しく朝を迎えることにあります。

規則正しく起床し、朝食を摂り、明るい日射しを浴びて出勤する。この当たり前の生活スタイルを、もう一度思い起こしてほしいと思います。

二〇数個の時計遺伝子は、本来はなんの関連もない独立した遺伝子です。それがわずかな時間遅れで振動するという、ごくシンプルな仕組みが組み込まれただけで、多様のリズムを創出して行きます。それは、混沌（カオス）からリズムを生み出すためのアートであり、ここに時計遺伝子ネットワーク（すなわち、体内時計）の真髄があります（第4章第1項も参照）。

生命とは何か？

なぜ私たち人類は、あたかも偶然の如くにこの地に誕生し、宇宙の長さに比べれば一滴《ひとしずく》ほどの短い一生を過ごしていくのでしょうか？
その答えが、この辺りにあるように思われてなりません。

この章のおさらいとポイント

◇人間の体内時計は二五時間

…サーカディアンリズムと名づけられた一日のリズムは、地球の自転よりも一時間長く設定されている。朝の日を浴びることで毎日リセットされる仕組み。

◇生物に組み込まれた体内時計は、時計遺伝子の働きを介して、病気の発現を抑え、老化のスピードを遅くして健康寿命を長くする働きがある。地球上すべての種に体内時計はあり、ほぼ同じ仕組みで動いている。生物が爆発的に多様化したカンブリア紀以前に、ほとんどの生物が体内時計を獲得したと考えられる。

◇潮の満ち干のリズム（一二・四時間と二四・八時間）は、人間にも影響している。

…例えば、眠気度は夜中の二時が最も強く、次に午後二時頃に強く現れる。つまり、一二時間のリズムが体内に反映している。

◇食にも運動にも適した時間がある。

…一日の中でも、体内に様々なリズムがあるため、食事や運動に適していたり効果的な時間がある。例えば、

・起床時間…午後六時～七時

・朝食…午前七時～八時

・夕食…午後七時頃

・運動の効果…午後五時～九時（スポーツ選手がよい記録を出すのもこの時間が多い）

◇病気にも発症のリズムがある

…様々な病気も、体内のリズムの影響によって発症しやすい時間がある。例えば、

・心筋梗塞と脳梗塞…午前中

・急死…午前六時～一〇時

◇薬の効果にもリズムがある

…人間の体が体内時計に合わせているため、必然的に薬の効果も上がりやすい時間、上がりにくい時間がある。例えば、

・同じ高血圧の薬でもカルシウム拮抗薬は朝がよく、エース阻害薬は夜がよい

・コレステロールの薬、スタチンは朝よりも夕食後がよい

・鼻炎の薬は夕方、咳止めの薬は就寝前に服用すると効果が高い

◇生体リズムの主役は朝にある。規則正しく朝を迎える生活が健康を維持する基本。そして免疫力は真夜中から午前三時にかけて強くなるので、怪我や病気の治癒のためには深夜の深い眠りが大切。

第2章

こころの時計が育むこころの世界

生命を守り、種を保存していくためには、より慎重な意思決定に導き、危険を回避させるという役割を担う、何かが必要でした。それがこころです。人は、体内時計と腹時計とは別の、もう一つ別の仕組みとして「こころの時計」を造り上げました。それを用いて危険の到来を予測し、瞬時に行動に移すことで身を守ってきました。

そのためには、脳という巨大なコンピューターの全てを統括することが必要です。全身からの情報を収集し、脳と相談して瞬時に自己意識を造り上げる。ときには無意識的な信号として、脳と全身に発信する。二一世紀になって、その候補者として、脳の「島皮質」という神経細胞群が注目されるようになりました。

島皮質は、新しい脳と古い脳との境目の場所にあります。それは大脳半球のほぼ中央に位置し、両者と密に連絡をとることで、全身からの情報を集め、そして加工し、全身に発信していました。リトルブレイン（脳の中の脳）とも呼ばれる所以がそこにあります。

心には、恋愛や幸福感にとどまらず、抑うつ気分、悲しみ、怒り等の負の衝動、そして善悪を感じる道徳的感情など、多様な感情が刻みこまれています。

この章では、こころの時間とこころの時計が醸しだすこころの世界を紹介したいと思います。

こころの時間とは何か

時間は、世間の出来事に頓着することなく、過去から未来に向かって、一定の速度で流れ去って行きます。寄り道をするわけでもなく、速度を変えるわけでもありません。もちろん、振り返ったりもしません。それがニュートン力学で言われる、「絶対時間」というものです。

一方、人の心は、自由に時空間を行き来することができます。まるで超高速の宇宙船にのっているかのような素早さです。医学の分野では、それを「心的時間旅行」と呼んでいます。私たちが夢の中で、しばしば時間旅行をしています。今、サンフランシスコにいたかと思えば、突然違う風景になって、もう京都の嵐山で遊んでいます。亡くなったはずの母親が突然現われて、楽しく話をすることもできますし、未来の国で未来の人に会うこともできます。一般に考えられている時間とは異なるこの時間の意識を、私は「こころの時間」と呼んでいます。

それは、村上春樹の小説（『1Q84』の第22章の、「時間と空間と可能性の観念。」）に、面白いほど適切に描かれていて、成る程と頷かせられます。その冒頭を紹介します。

「時間がいびつなかたちをとって進み得ることを、天吾は知っている。時間そのものは均一な成り立ちのものであるわけだが、それはいったん消費されるといびつなものに変わってしまう。ある時間はひどく重くて長く、ある時間は軽くて短い。そしてときとして前後が入れ替わったり、ひどいときにはまったく消滅してしまったりもする。ないはずのものが付け加えられたりもする。人はたぶん、時間をそのように勝手に調整することによって、自らの存在意義を調整しているのだろう。……」

さて、こころの時間は、人にだけしかないのでしょうか?

最近、それはチンパンジーにもあるのではと、議論されています。時間旅行をするには、記憶する能力が必要です。記憶をすることで、「過去」という時間が登場するからです。そこでチンパンジーに、三年前の出来事を記憶していたかどうかという実験が行われました。食べ物を手に入れるのに必要な道具を、チンパンジーの眼の前で、ある箱の中に隠したのです。そして三年後、そのチンパンジーと、何も知らないチンパンジーをその部屋に連れて行って二頭の行動を観察したのです。すると三年前に箱の中に隠すのを見ていたチンパンジーは、すぐその箱に向かって行きその箱を開けたのです。三年前にそれをしなかったチンパンジーは、全く箱に目をくれませんでした。同じような実験が、ヒト科に属する、ボノボやオランウータンでも確認されています。

もちろん彼らは言語を持っていませんので、その詳細はまだ不明ですが、ある程度は過去の出来事を想起することができ、未来に対する計画を立てることができるのではないでしょうか。はたして彼らは、私たちと同じように時間旅行をしているのでしょうか？

村上春樹『1Q84 Book1.』新潮社、2009
Martin-Ordas G et al. Curr Biol 2013; 23: 1438-1441

こころの時計とは何か

体内時計と、「はじめに」で紹介した腹時計の他に、人はもう一つ別の時計を持ち合わせています。

人間のからだには一〇秒後や六〇秒後、あるいは六時間後とか八時間後を予測する仕組みが備わっています。普段は毎朝六時に起きている人が、「明日は孫の運動会だ。場所とりに行こう」と、朝四時に目覚ましをセットしたとします。すると不思議にも、セットした時刻の数分前に目が覚めます。

こんなことを体験した人は、少なくないのではないでしょうか。

それは「砂時計型の時計」が働いたからです。つまり自然のタイマーのように砂がすべて落ち、すると自然に目が覚めるのです。

私はそれを、「こころの時計」と呼んでいます。

楽しいことをしていると、あっという間に時間が経つのに、会社で嫌な仕事を処理するとき、時間はなかなか進んでくれません。

あるいは交通事故に遭うとほんの数秒足らずなのに時間は至極ゆっくりと流れ、数分あるいは十数分にも感じるそうです。

また、子どもの頃の時間はゆっくり流れていたのに、大人になると思いもよらないくらい時間が早く過ぎ去っていきます。今年も六月で半分過ぎたと思っていたら、いつの間にか秋になり、もう忘年会の予約の時期かと驚いてしまう。

このように時間の速さは、自由自在に伸び縮みします。こころの時計の働きによるものです。こころの時計は、積極的に行動のタイミングや間合いをとり、つねに変化する環境に適応するために重要な役割を果たしています。そればかりか、幸福感にも深く関わっていました。

幸福感と深く関わる心の時計

ドイツの哲学者、アルトゥール・ショーペンハウアー（一七八八〜一八六〇）は、二一歳で医学生となり、二五歳の若さで独自の生命哲学を体系化しました。

ショーペンハウアーの幸福論には、時間との関わりについての訓話が数多く盛り込まれています。そこには「時間」が持つ神秘性が、いろいろな視点で述べられています。

「人とは、過去と未来という二つの無限の時間の間に挟まれた、不可分の『現在《いま》』を現実の姿とするものである。全生涯を通して、意識しているのは常に『現在』だけであり、少年・青年期には眼前に長い未来が開けているが、老年期になると長い過去が背後にある」

と、論じました。

時間の流れは、決して一方向ではなく、少年・青年期には「過去から未来」に流れていた時の流れが、老年期に入ると、「未来から過去」への流れに変わっていくと論じているのです。

時の流れと幸福観との関わりは、登山（少年・青年期を山を登る時期、老年期を山を下る時期）の譬えを用いて、次のように紹介しています。

「死は山の向う側の麓にある。山に登るときには死の姿は見えず、それゆえ、青年期には、特有の明朗さと生きようとする勇気がある。一方、老年期に入ると、噂だけで聞き知っていた死が実際に見えるようになってくる」

と訓え、

「青年期にあった満たされぬ幸福への憧れは、老年期に入ると、現実世界からは何も得るものはないと諦念し、その洞察に安住することにより消え去ってゆく。どのような『現在《いま》』であっても、我慢さえすれば楽しむことができることを経験し、現在を享楽することができるようになる。そして、どのように些細なことであっても、すべてのことに喜びを感ずるようになってくる」

老年期に幸福感が高まる理由を、このように述べています。

歳をとると時の流れが、なぜ速くなるのかについても論じています。

「どれほど優れた芸術作品であっても、千回も見れば感激がなくなるのと同じだ」と述べ、「歳をとればとるほど、経済的に時間を使うようになり、事象はさっさと通り過ぎてゆく。子どもの頃は何であれ全てを、顕微鏡で拡大して見ているが、老人になると逆に要点だけを縮小して見るように変わってくる。全てが小さなものに見えるため、時の流れは子どもの頃に比べてはるかに速くなる」

ショーペンハウアーは、こころの時間とこころの時計について、このように明解な解釈を示しました。

未来が過去を変える？

過去は未来への道標《みちしるべ》。

「1フィート運動の会」の事務局長をしていた中村文子さんは、そう述べて戦争の悲惨さを訴え続けました。「今日は、あなたたちの体の中に一粒の種をまきにきたのよ……それはあなたたちの体の中で大木に育ったとき、世界は平和になるからね」と唱え、平和の大切さを諭してきました。いつ読み返しても、心を揺さぶる、強い言葉です。

さて、この文言の中に、過去と今と未来という三つの言葉がでてきます。中村さんは、なかでも「過去」という時間に重点をおいて戦争の悲惨さを訴えています。次いで「未来」という時間を見つめ、若者に平和を期待しました。

時間学の視点からみると、「現在」という時間の幅は驚くほど狭く、最小時間単位の一秒にも満たないほどです。例えば、運動会のかけっこを思い起こしてください。スタートが始まった途端に、ゴールに向けての「未来」になります。「現在」は一秒にも満たないほど短いのです。

中村さんはそれを知ってか知らずか、「今日は」という言葉で置き換えて、「現在という時間」の幅を長く延ばしました。戦争の悲惨さを伝えるには、それが少しでも長くあって欲しいと願う気持ちが、そこに表れています。

「過去は未来への道標《みちしるべ》」と言う言葉には、過去が未来を変える。そう願う強い気持ちが表れています。

それは確かに強い言葉ですが、一方、時間医学の視点からは、「未来が過去を変える」こともあります。

一九七六年、カナダのトロント大学の精神科医、コーラーとグリュノイは、「カラー・ファイ」と呼ばれる錯視を報告し、「未来が過去を変える」ことを示して世界を驚かせました。

錯視の報告はいろいろありますが、この研究では、正方形（視野の角度で一度程度の大きさ）を一瞬見せた後、五〇ミリ秒後に、少し右（視覚の傾きで四度右）に再度、正方形を提示します。するとその正方形は、滑らかに左から右に動いたように見えます。

この錯視を応用して、一個目の正方形を「緑」で一瞬見せた後、同様に少し右に、二個目の正方形を「赤」で提示しました。

すると正方形は、滑らかに左から右に動くとともに、その色が、動きの中央部分で、緑から赤に変わってしまいました。同じように、二個目の正方形の色を「黄色」にしてみると、今度は黄色に変化しました。

コーラーとグリュノイは、「未来（赤、あるいは黄色）」が「過去（緑）」に影響したためだと考えました。こころの時間の不思議な世界が表されています。

物理学的には、「現在」とは、時間幅が無限小の一点ですが、このカラー・ファイ研究からは、「こころの現在」は、（1）それよりも少し遅れて現われる、（2）五〇ミリ秒程度の幅、ということになります。

その後の研究から、今では、「こころの現在」とは、〇・一秒から〇・五秒程度の時間幅を持っている時間の意識であると考えられています。

孤独な人は免疫力が四倍も低下する

こころの状態は、免疫力に影響します。ストレスはさまざまな病気の原因になっています。不眠やうつ病、高血圧や糖尿病、気管支喘息や皮膚炎、そしてがんなど、ほとんどあらゆる病気に関係しています。オハイオ州の医学生を対象とした調査研究では、試験期間中に自然免疫系の代表的な細胞であるナチュラルキラー細胞の活性が低下していたこと。ストレスと感じている医学生ほど、免疫力の低下が大きく、二倍を越えるほどに大きかったことが報告されています。

人間関係が豊かな人ほど免疫力が高く、それに比べて孤独な人は、四倍も免疫力が低下していました。

一方、笑いは免疫力を高めて健康を維持し、たとえ病気を病んでいても軽快に導きます。微笑や愛想笑いに比べて、楽しい高笑いの効果が最も効果的です。例えば、楽しい落語を聴いて高笑いすると、ナチュラルキラー細胞の活性が亢進して病気になりにくくなります。リウマチ患者さんでは、病気の原因となっているインターロイキン6という物質を、三分の一にまで減少させるほどの効果があったことが報告されています。

Cohen S, Tyrrell DA, Smith AP. Psychological stress and susceptibility to the common cold. N Engl J Med 1991; 325:606-612.

恋する人は病気になりにくい

進化とともに人にこころが誕生したとすると、こころの時間も進化の過程で生まれてきたことになります。世界をマンモスが闊歩していた時代、人は洞窟の暗闇の中で獣の襲来を避けて生活していました。生き延びるためには、陽が昇る朝を予知し、獣が活動を開始する時刻を予測することが必要でした。それゆえ人は、リスクを避けるための工夫として、こころを整えこころの時計を獲得していきました。

恋愛感情もそれに似た側面があります。進化的には、繁殖と種の保存のための動因とも言えます。多くの動物では、メスをめぐりオス同士の闘争が行われます。人の場合も、相手に魅力をアピールするために、何かしら危険を冒す必要も生じてきます。そのような場合、何がしかのストレスが生じるため、その対応が必要です。

好きなタイプの異性を見たとき、人のからだはどのような反応を示すのかが調査されました。脳のドーパミンが増え、自然免疫系の代表的な細胞であるナチュラルキラー細胞の活性が高まっていました。動物のようにメスをめぐって闘争をするというようなことがなくても、生命は潜在的なリスクを想定してか、防御のための免疫の働きを高めていたのです。この研究で興味深いのは、惚れっぽい人ほど、ナチュラルキラー細胞の活性が高かったことです。惚れっぽい人は、それなりに潜在的リスクを覚悟して、免疫の働きを高めているのです。

Matsunaga M et al. Neurosci Lett 2010; 468: 211-215.

リスクを予測するこころの時計

生命を維持し種を保存するためには、リスクを予測し、予測が的中する確率を高めることが必要でした。

人は、その仕組みをこころの中に造り上げました。ＰＥＴと機能性ＭＲＩを用いた研究から、脳の「島皮質」の前の部分（前部島皮質）が、それを担っていることがわかってきました。

情報が十分にはなく、単に疑わしいという場合でも、前部島皮質が、リスクを予知すべく働きます。

その予測が外れて不安になった（あるいは、苦々しく思った）ときは、島皮質の前部の腹側部分が反応します。一方、予測が的中して満足したときは、島皮質後部の背側部分が応答します。的中して大きな利益が得られると判断したときには、心地よい情動が大きく、同部位の信号は強く表れます。すなわち、人はまず島皮質の前部でリスクを予測し、苦楽の情動に応答する部位を用いてリスクの予測を修正していきます。この二つの働きを組み合わせることで、予測が的中する確率を高めているのです。

被食動物であった古代の人類は、リスクを予測するという任務を島皮質に委ね、生命を維持し進化していくためには必須である体内時計と連動する仕組みを造り上げ、「こころの時計」として完成させました（第3章第6項参照）。

Singer T et al. Tre Cogn Sci 2009; 13: 334-340.
Preuschoff K et al. J Neurosci 2008; 28: 2745-2752.

子どもの時間と老人の時間

子どもの頃、ゆっくりと流れていた時間は、老年期に入るとあっという間に過ぎ去っていきます。フランスの哲学者ポール・ジャネー（一八二三〜一八九九）が発案し、心理学者のピエール・ジャネー（一八五九〜一九四七）が紹介したジャネーの法則でよく知られています。ジャネーは、時間の長さの感覚は、年齢と反比例すると考えました。例えば、同じ一年であっても一〇歳の子どもにとっては人生の一〇分の一であり、一方、七〇歳の老人にとっては七〇分の一のように感じる。その結果、加齢とともに時間が短く感じられるようになるという仮説です。

数時間後や数分後を予知する砂時計型の時計が、こころの時間と深く関わっています。五秒や一〇秒の時間の経過を予測することを、短い時間長の予測と言います。そして三〇秒を超える時間長は、長い時間と呼ばれます。短い時間長の予測は、加齢の影響を受けることなく正しく維持されます。例えば、八〇歳という高齢でも、五秒後や一〇秒後を正確に予測することができます。長い時間長を予測する力は、加齢とともに乱れてきて、健康な老人では長くなって行きます。

こころの時計が刻む、時の流れの速さには、いわゆる五感（視覚、聴覚、触覚、嗅覚、味覚）とは異なる特性があります。時間《とき》を受容する感覚器がないからです。歳とともに、一年や一日といった時間が思いのほか、速く過ぎると感じるようになるのは、加齢とともに神経細胞の処理能力が低下し、信号を運ぶスピードが落ちてくるからです。あるいは、体の運動能力が低下して、若い頃であれば一日でできたことがこなせなくなってしまうことなども、関わっているのかもしれません。

脳画像解析の研究から、大脳皮質の前頭葉や側頭葉といった記憶を調節しているいろいろな場所が協同して働くことで、こころの時間を作りだしていると考えられてきました。しかし、そのネットワークはあまりにも膨大ですので、その是非をめぐって数多くの視点から議論されてきました。

最近、こころと、こころの時計の在り処が、明らかにされました。脳の中の島皮質という小さな脳細胞の集団が、どうやらその全てを担っているようなのです（詳細は、第3章第6項を参照ください）。それはリトルブレインと呼ばれ、今注目されています。

認知症の人の時空

こころの時間とこころの時計を持つには、記憶する能力が必要です。

日々の経験は、いったん脳の海馬というところに蓄えられます。そしてその夜の眠りとともに、それはリップル波として再生されて、記憶するか忘れ去るかが吟味され、整理整頓されて、大脳の中に保存されていきます。これが医学としての「記憶」です。過去というこころの時間は、このようにしてつくりだされます。そして人間の新しい脳（前頭葉、側頭葉、頭頂葉）が活動して過去の出来事を思い起こし、未来を想像していきます。

認知症の検査では、「今日は何日ですか?」「今、何時ですか?」「季節はいつですか?」を問います。認知症になってしまった人は、それに答えることができません。海馬が障害されて記憶する能力が失われ、「新たな過去」をつくりだすことができなくなってしまったからです。

ですから認知症の人は、こころの時間の流れが止まったままです。

直面している現在《いま》と、子どもの頃や若かりし頃の記憶との、二つの時空だけで生活しています。もっともの忘れが進んでいくと、若かりし頃の記憶まで失われてしまいます。そのときはただただ「永遠の現在《いま》」を生きることになります。

見えないものが見えたり、聞こえないものが聞こえたり。

それは永遠の現在を彩る、生活の彩になっているのかもしれません。そのようにして認知症の人は、毎日を案外楽しく送っているのだと思います。

もの忘れを改善するこころの時計

砂時計型のこころの時計にも、いろいろな時計があります。

短い時間長の砂時計は、加齢の影響を受けることなく正しく維持されます。例えば、八〇歳という高齢でも、一〇秒後までは正確に予測することができます。ですからそれが乱れたときは、もの忘れがかなり進んでいるということになります。

私は二〇〇四年から高知県土佐町で、こころの時計ともの忘れとの関連を検討しています。住民の方々に「一〇秒の砂時計」検査といって、仰向けの状態で七回、一〇秒の時間を予測してもらうのです。すると三年間の追跡調査で、この一〇秒を正しく予測できる老人ほど、もの忘れが改善していました。改善したのは、検査を受けた一四一人中一五人で、そこにどんな要因が関与していたのかを調べた結果、関連が見出されたのは「一〇秒の砂時計」だけでした。

もの忘れがでてくると、その人は睡眠時間が長くなり、中途覚醒の回数が増え、背中のしなやかさがなくなっていき、歩く速さが遅くなり、握力が低下し、片足立ち時間が短くなっていきます。ボタン付けはずしなどの手指の運びがぎこちなくなり、嚥下が下手になって、飲み込み間違いが起こるようになります。このようにもの忘れにはいろいろな症状が合併していますので、その原因は、何箇所もの、脳の部位が故障しているためと考えられてきました。

しかし、血圧や心電図・呼吸数・血液中の酸素量・高コレステロール・メタボリック症候群・貧血・肝臓と腎臓の働き・抑うつ気分・眠気度・骨折の有無などには関連性は見つからなかったのです。

頭の中の砂時計を鍛えるのは、難しいことではありません。手元にストップウォッチかその機能を持つ時計を用意してください。目をつぶったまま、スタートボタンを押して、一〇秒経ったと思うところでストップする。その結果を見れば、どれだけご自分の脳内の時計が正確か、もしくは不正確かは一目瞭然です。

一〇秒の砂時計が正しく働くように工夫するだけで、もの忘れが予防でき、改善にもつながるならなんともありがたいことです。

この章のおさらいとポイント

◇「体内時計」「腹時計」に続く第三の時計である「こころの時計」は、太古より人間が過酷な自然界で生き残っていくために身につけた能力。時間概念を持ち、危機の到来を予測し、瞬時に適切な行動に移すことで身を守ってきた。

◇ニュートン力学の「絶対時間」では、時間は一定の速度で流れて過去から未来に向かう不可逆的な性質を持っているもの。一方、こころの時計がつかさどるこころの時間は、自由に過去・未来を行き来することができる。医学の分野ではこれを「心的時間旅行」という。

◇こころの時間は、こころの時計の働きによって、その速度を自由に伸び縮みさせる。例えば、楽しい時間はあっという間に過ぎ、辛い時間はなかなか過ぎていかない。また、交通事故などに遭遇すると、数秒が非常に長く感じられることがある。

◇「カラー・ファイ」と呼ばれる錯視があり、「未来が過去を変える」実験が行われた。正方形の色を見せ、移動させて色を変えると、最初に見た色が移動しながら変わった色に見えるというもので、「未来が過去に影響」したためと考えられる。

◇恋愛は種の保存のための動因と考えられるが、恋愛すると、脳のドーパミンが増え、免疫細胞のナチュラルキラー細胞が活性化する。そのため、恋をしている人は病気になりにくいと言える。

◇フランスの哲学者ポール・ジャネーと心理学者のピエール・ジャネーは、老人の時間と子どもの時間は進み方、あるいは時間の流れの感じ方が違うとして「ジャネーの法則」を唱えた。同じ一年でも、七〇歳の老人にとっては人生の七〇分の一に過ぎないが、一〇歳の子どもにとっては一〇分の一と感じている。よって、人間は加齢とともに時間を短く感じるようになるというもの。

◇認知症の人は、時間の感覚に異常をきたしている。記憶をつかさどる脳の海馬が障害され、記憶の能力が損なわれることで「新たな過去」をつくりだすことができない。なので、認知症の人においては、こころの時間は止まった状態。直面する今（現在）と、遠い過去の記憶という二つの時空で生きている。

◇老人を対象に行った、「一〇秒の砂時計」検査によると、一〇秒という時間の長さを正しく予測できる人ほどもの忘れが改善していた。頭の中の「砂時計」は、ストップウォッチかその機能を持った時計を使って簡単に鍛えられる。目をつぶってスタートボタンを押して、一〇秒たったと思うところでストップボタンを押す。それを繰り返して、時間感覚を鍛えることで、もの忘れの予防・改善につながる。

第3章

こころは何処にあるのか？

体内時計の科学は、今は、その全貌がほぼ明らかにされています。しかし、「こころの時計」の正体は、まだ闇の中です。こころとは何か？　何処にあるのか？　まだ一致した見解が得られていないからです。こころの仕組みには人が届くことのできない、見えない世界があります。神秘としか表現しようのない、神代の時空が潜んでいるに違いありません。その女神のベールを、ほんの少しでも靡かせて、秘密の時空を覗いてみたいと思います。

この章では、こころの時計を創出する「こころ」は何処にあるのかを論じてみたいと思います。

こころ（非人情と憐れ）と時空（西洋と東洋）の世界を、端的に描写したのが文豪、夏目漱石（一八六七〜一九一六）です。

「山路を登りながら、かう考へた。
智に働けば角が立つ。情に掉させば流される。意地を通せば窮屈だ。兎角に人の世は住みにくい」
と問い、次のように答えています。「人の世を作ったものは神でもなければ鬼でもない。……唯の人である……」

漱石の『草枕』（明治三九年九月一日）の冒頭の部分です。

第五高等学校の英語教授で、当時、三〇歳の漱石は、一八九七年一二月末、熊本市内の家を出発し、峠を越え、有明海の海辺にある小天温泉に向かいました。草枕のヒロイン那美は、このとき漱石をもてなした、地元の有力者、前田案山子の次女、卓《つな》であったとされています。

日露戦争という時代と妻の鏡子が入水自殺を図るという、やり場のない苦渋の時空を背景に、ローカルな町を舞台にして非人情の世界を綴りました。

智・情・意の視点から、こころを論じました。

この章では、現代科学にとり残されてきた課題、「こころ」の秘密に迫ってみたいと思います。

〈1〉こころは脳にある？

こころは何処にある？

そう尋ねられたとき、まず思い浮かぶのが、「脳」だと思います。

まずは、こころと脳の関係を考えてみたいと思います。

こころとは何か。それを言葉で表すのはなかなか難しいのですが、あえて言うならば、「知覚したり、感じたり。記憶したり、想像したり。そして意志し、考えるという営み」ということになるのでしょうか。

大脳には数多くのさまざまな働きがあります。聞き、そして喋るという言語機能はその一つですが、こころとは別物でしょう。自分の置かれている立場を認識し、記憶し、計算し、問題解決のために考え実行に移すという、理解・判断・論理などの知能。これもこころとは別物のように思われます。むしろ、認知できないもの、あるいは言葉では表現できないものこそが「こころ」であると言えるでしょう。

このように考えてくると、こころの在り処は、以下のような条件を満たす場所ということになります。全身からの情報を休むことなく収集し、それをベースに、時々刻々と遷り変わりゆく、無意識的な自己意識を造り上げ、紡ぎ出された喜びや悲しみ、怒りや期待といった感情を、表情・行動・直感などとして表出し、全身に発信する。そしてそれは、知能や言語機能とは関係なく、独立して遂行される。

そのような働きができる場所こそ、こころの担い手にふさわしいと言えます。

こころは何処にあるのでしょう?

この答えを求めるべく、有史以前から、数多くの議論が重ねられてきました。プラトンやデカルトは、脳の外にこころを想定する「心身二元論」を唱えてきました。霊（こころ）と肉（脳・

身体）は別物であり、こころとは脳と身体を一方的に導くものであると考えました。あるいは、それは脳と並列して働き、脳と相互に干渉し合いつつ、互いに関連を持って変化すると考えました。人は死するとともに、魂（霊、あるいはこころ）は身体から離れてその周辺に佇み、やがて天空へと旅立っていく。人は死して星になると考えました。

この霊肉二元論に対して、現代科学者の多くは、脳にこころの在り処を求める「唯物論」を唱えます。多数の神経細胞の集団（すなわち脳）の営む過程こそ、こころの働きであり、集団全体の持つ状態が精神状態を表現する。このように考えていますが、この考え方に立つと、猿の脳も、人間の脳も、あまり大差ないものになってしまいます。神経細胞の数からすれば、中型と大型のコンピューターの違いくらいにしかならないからです。

そこで神経科学者は、「創発主義的」唯物論を唱えるようになりました。こころとは、進化の過程において、人間の脳に生まれた特別の生物活動である。膨大な数の神経細胞が、互いに（あるいは、周囲との間で）相互作用し合うことによって、「その細胞が持つ力の和以上の能力を産みだす」、という考え方です。ただの和以上の性質が、進化の過程で突如として発現したと考えるのです。一＋一が二ではなく、一〇になったという考え方です。

成る程と、うなずくところが大きい考えのように感じます。それが妥当だと考えれば、脳こそこころの在り処である。あるいは、その最も有力な候補であると言えます。

〈2〉こころは心臓にある？

文字通りにとれば、心臓は、こころの臓器ということになります。

私が医師を目指し、専門分野として心臓内科医を目指した理由の一つは、医師としてこころ（心臓）を診たいと思ったからです。しかし、からだを廻ってきた血液を受けとり、酸素を補充するために肺に送り出すのが右心室。酸素に満ちた新鮮な血液を肺から受けとり、全身に送り出すための左心室。医学生のとき、心臓はポンプにすぎないと教わりました。

医療技術が進歩し、臓器移植が行われるようになるとともに、心臓死ではなく脳死が、人の死としてあつかわれるようになりました。こころの在り処は、心臓から脳へと移って行ったと解釈されます。それで善い（正しい）のでしょうか？

心臓にこころはないと断定してしまうのは、私は医師として抵抗があります。

医師になって数年を経たそんなある日、溜飲を下げる発見がありました。心臓はポンプとしての役目だけではなく、ホルモンをつくりだしていたのです。心房から心房利尿ホルモンを、心室から脳性利尿ホルモンを分泌していました。からだの働きを調節する内分泌器官の一つだったのです。

そして一九八二年、画期的な事実が発見されました。心臓にも記憶する力が宿っていたのです。心臓に何か重大な異変が起きたとき、たとえば死に直面するような重症の不整脈が現われたとき、心臓の細胞はそれを記憶にとどめていました。記憶を担当する脳の海馬という細胞集団が、新しいことを記憶するときと、ほとんどそっくりの仕組みが心臓にありました。医学界は大騒ぎになり、医学会では「記憶する心臓」という言葉が、一世を風靡しました。

一九九八年、追い討ちをかけるようにある記事が、私のこころを撃ちました。米国心臓病学会の学会誌 Circulation に、「悲恋に打ちひしがれた心臓」というトピックが掲載されたのです。それは、悲報に接した心臓が、まるで衝撃を感知したかのように、悲嘆にくれて動かなくなってしまったという内容でした。

一人の七〇歳の女性が、四五歳の若い連れ合いと、仲睦まじく暮らしていました。ところがある日、その夫が急死してしまったのです。そのとき突然、彼女の胸も、締めつけられるように痛み始めました。瀕死の状態になって救命救急センターに救急搬送されたのです。心臓のエコー検査の結果、心臓はほとんど動いていないことがわかりました。彼女の心臓は、まるでその哀しみを一身に背負ったかの如くに竦《すく》み、動けなくなってしまったのです。

それはやがて、時間が解決してくれました。三か月という時の流れが彼女の心臓を癒しました。

大きな治療を受けることもなく、元通りの十分な収縮力を回復し、彼女も健康な状態にもどったのです。不思議なことに彼女自身には、入院したことの記憶は一切無く、今も夫のことを思いつつ、悲嘆にくれているという内容の記事でした。この医学論文は、「a broken heart」というタイトルで報告されています。「悲しみを一身に背負った心臓」という意味だと思います。

二〇〇一年になって、また、奇妙な心臓の振る舞いが報告されました。それは「死にまね」をすると言うのです、心臓の細胞が酸素不足になったとき、あるいは何か強烈な心理的ストレスを受けたとき、心臓はほとんど動かなくなってしまいます。一〇日間程経つと、元気な元の状態に復します。まるで死にまねをしていたかのようにみえます。「気絶していたのだ」とか、「冬眠していた」と表現されることもあります。

死にまねをやめて、あるいは、気絶から覚め、冬眠から目覚めて、やがて元の元気な状態に戻る。まるで心臓にこころがあるかのような振る舞いです。それゆえ私は、心臓にもこころは宿り得るのではないかと、今でも思っています。

解剖学者の三木成夫（一九二五〜一九八七）も、こころは心臓にあると考えていました。

ごく素朴に、宇宙が内臓に内蔵されていると説き、著書、『内臓のはたらきと子どものこころ』（一九八二年、築地書館）の中で、脳とこころを明確に区別して、次のように述べています。

「鳥は、夏になると北上して子どもを産む。冬が来ると餌を食べに南下する。この往復運動のリズムは、地軸の振りに由来する。地球の地軸は、公転面に対して約二三・四三度傾いている。そのため、夏季には日が高く上り、昼の時間が長く、冬季には日が低く、昼が短い。北緯六六・五六度の北極圏では、夏季に太陽が沈まない白夜を迎える。そのため太陽からの照射熱が多くなり、光と暖を求めて、鳥は夏になると北上して子どもを産む。

鳥の渡りが、宇宙のリズムに完全に一致していることを思うと、動物の体内には宇宙のリズムが、初めから宿されていたと思うより他はない」

このように述べて、大宇宙と共振する小宇宙のことを、「こころ」と呼んだのです。

「内臓系（はらわたの部分）の中心に心臓が、体壁系（からだから、はらわたを取り除いて、残った部分）の中枢に頭脳が、それぞれ位《くらい》している。日本人の祖先が、心臓を象る「心」の字でもって、こころを表したのは、かれらが心臓の鼓動を、いま述べた宇宙的な内臓波動の象徴として捉え、さらに、こうした宇宙との交響をこころ本来の機能として眺めたからであろう」と記しました。

すなわち、あたまの座を脳に置き、こころの座を心臓に置くことで、両者を二分し、あたまは考えるもの。こころは感じるものと説いたのです。判断とか行為を支配するのが脳で、感応とか共鳴といった心情の世界を担当するのがこころと考えたのです。

〈3〉心臓移植を受けた人のこころ

レシピアント（心臓移植を受けた人）のなかには、「性格や嗜好が変化した」と、感じている人が少なからずいるようです。ドナー（心臓を提供した人）の記憶を、受け継いだのではないかとさえ、思われるケースがあります。

心臓に宿っていたドナーのこころが、レシピアントに受け継がれる。

このようなことが本当にあるのでしょうか。

今の医学は、まだ発展途上です。まだ一〇〇％が、科学的に解明されたわけではありません。臓器とともにドナーの人格や記憶が譲り渡されるというようなことは、一見、非科学的な出来事であるようにみえますが、案外、真実なのかもしれない。そう思ったりもしています。

ある心臓移植患者の手記、『記憶する心臓』（一九九八年、角川書店）に、書かれている事例を読み返してみたいと思います。クレア・シルヴィアの自伝を、飛田野裕子氏が和訳し出版した本です。クレアは、重篤な原発性肺高血圧症という心臓と肺の病気を患い、一九八八年、米国コネティカット州のイエール大学付属ニューヘイヴン病院で心肺同時移植手術を受けます。臓器提供者（ドナー）は、バイク事故で死亡したメイン州の一八歳の少年ということだけが、彼女に伝えられていました。

クレアは、移植手術を受けた日の数日後から、自分の嗜好と性格が違っていることに気がつきました。苦手だったピーマンが好物になり、ファストフードが嫌いだったのにケンタッキーフライドチキンのチキンナゲットを好むようになりました。以前は静かな性格だったのが、非常に活動的な性格に変わって、歩き方までまるで男のようになったように思いました。なかでも驚いたのは、夢の中に出てきた少年の名前が、ドナーの少年のファーストネームだったことを知ったときです。

クレアは、しばらく経ったある日、ドナーの家族から、その少年がピーマンとチキンナゲットを好み、高校に通うかたわら三つのアルバイトをかけもちするなど、活発な性格だったことを聞きます。そのとき彼女は、「嗜好と性格の変化は、ドナーの少年のこころを受け継いだからだ」と、確信したのです。

この書では、クレア以外の何人もの心臓移植患者に現われた、超自然的な心模様が紹介されています。ある人は、移植後まもなくして拒絶反応が現われたとき、自分のからだの中で、二つの魂が喧嘩をしているような心もちになったことを、打ち明けています。その夜、夢のなかに死んだはずのお祖父が現われ、「お前の方が譲歩しなさい。そうすれば大丈夫だから」と話しかけてきました。その通りにすると、拒絶反応の症状が改善し、元気をとり戻したというものです。

その他にも、何人もの心臓移植患者が経験した事例が、紹介されています。いずれもドナーの性格やからだの特徴を受け継いだかの如く、超自然的な体験をしたという内容です。

この書は、主治医であったシーゲル医師との共著です。シーゲル博士は、移植手術とともに変化したこころ模様を、科学的見地から解釈しようとしました。超自然的現象であると解釈するのではなく、まだ医学的には明らかにされていない「細胞記憶」という概念をとりいれ、クレアの体験は、決して非現実的なものではないと解説しています。

「私たちのからだの細胞のひとつひとつに意思があり、こころがある。ひとりの人の臓器が、もうひとりに移植されれば、細胞とともに記憶も譲り渡される」という考えです。

例えば、心臓をラジオに譬えてみます。レシピアントに移植されたドナーの心臓には、細胞の表面にレセプターという、個人に特有の分子アンテナがついています。そのレセプターに合った周波数が発せられたとすれば、たとえそれが他人の（レシピアントの）からだの中にあるときでも、ラジオは鳴りつづけます。これが細胞記憶の概念です。

〈4〉脳死を人の死と判定することは正しい？

あまりにも漠然としていて取りつくしまがなかった大脳の働きについて、脳の大部分でその分業の詳細が明らかになり、理解が深まってきました。これまでほとんど手つかずになっていた、「こころ」と、「こころの座」について、人も科学者もまじめに考え、耳を傾けるときがやってきました。デカルト（一五九六～一六五〇）以来、誰も口を閉ざして語らなかった自然科学の秘密のベールが、いよいよ姿を表すのではないかと期待されています。

そうなると「こころ」を抜きにして脳の課題を論じることが、ひどく間が抜けているように見えてしまいます。デカルトは、脳にある松果体というところをこころの座と考えました。医学の進歩とともに、そこはメラトニンを合成するだけの場所であることがわかりました。デカルトは、なぜそれをこころの座と考えたのでしょう。今となっては滑稽、という叙述さえあります。ところが最近の研究で、松果体は、脳の視床下部にある体内時計と、密接に連絡をとることで若さを保つべく働いていることがわかってきました。デカルトは、直感的にそれを感じ取っていたのでしょうか。それをこころの座と考えた、神秘的な煌めきには舌を巻きます。

脳には新しい脳（大脳皮質）と古い脳（辺縁系）があります。宇宙のように広く大きい脳の世界を統合している、こころの在り処は何処なのでしょう。大脳皮質の五〇数個の場所が分担して、処理した情報を一手に集めて、加工し編集するこころ。それが脳の領域の、どこかにあるはずです。

新しい脳と古い脳との解剖学的結合の構造を眺めると、「辺縁系」という場所は、気になる存在です。大脳皮質の各部位で処理した信号は、全て辺縁系に流れ込むという構造になっているからです。やる気があるとか、好きとか嫌いとか、こころにとって重要な仕組みが、ここで扱われています。大脳皮質は言わば分析器であって、大脳辺縁系こそ脳という大型コンピューターを使っている主人なのかもしれません。

最近、磁気共鳴機能画像法（ファンクショナルＭＲＩ）が登場し、ポジトロン・エミッション・トモグラフィー（ＰＥＴ）が比較的容易に使えるようになってきました。痛みを伴わずに、こころの動きと脳の活動が、画像として見えるようになってきました。現代科学にとり残されてきた最終的な課題の、神秘のベールが今、とり払われようとしています。

さて、脳とこころの関係が、まだ解明されていないにもかかわらず、私たちは臓器移植という新しい医療のスタイルをとり入れてしまいました。臓器移植を実施するには、人が人の死について判断し、決断しなければなりません。

平成九年一〇月一六日に、「臓器の移植に関する法律」が施行され、脳死を人の死と判断するという法律ができあがりました。心臓移植が、日本でも行われるようになりました。死んだ人から生きている心臓をとりはずして、別の人に移植する。これが心臓移植です。人は、脳が死ぬとともに死ぬ。このように考えることが正しいのかどうかという疑問が、まだ残りますが、そうだとして、脳死はどのように判定されるのでしょう。少し考えてみたいと思います。

脳死の考え方には、世界の国々の間で違いがあります。日本では、脳死とは、「大脳、小脳、脳幹を含む全ての脳が、不可逆的に機能停止した状態」と、されています。脳死とまぎらわしいものに植物状態があります。植物状態とは、大脳の働きはほとんどないに等しいほど低下しているものの、呼吸中枢のある脳幹は完全に生きていて、自分で呼吸ができる状態のことです。

脳死は、次のように判定されます。意識のない状態であり、顔に痛み刺激を与えても反応しない状態で、人工呼吸なしに自ら呼吸することができず、瞳孔が拡大し、脳幹の機能のテストで、七つの脳幹反射が消失し（すなわち、脳幹も死んでいて）、脳波に電気活動がみられず平坦化であること。そしてこれらの診察所見が、六時間経っても変わらないこと。

これが脳死の診断基準です。

さて、これだけでほんとうに十分なのでしょうか？

脳死と診断された人の四〇％もの高頻度で、脳細胞はまだ生きているという研究発表がありま す。脳死後、四日くらい経っても、人の脳細胞はまだ生きているという報告もあります。このように脳死判定基準だけでは、脳の全ての細胞の死を評価できなのです。

体内時計がある大脳の視床下部は、特別に守られていて、脳梗塞にもならない場所です。脳死判定の場合も同様で、なかでも視床下部の細胞は生き続けているようです。それだけではありません。脳死と判定されていたのに、脳の働きが復活したという小児の例さえも報告されています。脳死判定基準だけで人の死を決めることは、かなり難しいとも言えそうです。死者が蘇るという、あってはならない事態が、少なからず報告されているからです。

このように、部分的に脳の細胞が生きている場合に、それを「脳死」と言ってよいのでしょうか。こころの在り処がまだわかっていない今、その答えは極めて難しく、なんとも言えないと思います。臨死状態でみる、臨死体験のことを思うと、私は慎重でなければならないと考えています。脳死の判断方法に、法で定められているいわゆる臨床診断だけではなく、少なくともＣＴやＭＲＩ、そしてＰＥＴを使った画像診断を取り入れるべきではないでしょうか。

竹内班報告 脳死に関する研究班 59 年度研究報告書（上）日本医事新報 1985; 3187: 104-106
竹内班報告 脳死に関する研究班 59 年度研究報告書（下）日本医事新報 1985; 3188: 112-114
日本法医学会課題調査委員会 脳死を経過した剖検例調査，日本法医学雑誌 1986; 40: 165-183
中村安秀「脳死」後長期生存小児における CT の経時的変化 日本小児科学会雑誌 1986; 90:2139-2149
橋本俊顕 発育期脳障害による人工呼吸管理を要する児の中枢神経機能及び発生要因 脳死状態における皮膚温のモニタリングについて 厚生省精神・神経疾患研究平成元年度研究報告書 発育期脳障害の発生予防と成因に関する研究 1990; 141-145
立花隆『脳死臨調批判』（中公文庫）中央公論新社 東京 1994 pp285
竹内班報 2000 小児における脳死判定基準，日本医師会雑誌 2000; 124: 1623-1657
竹内一夫 脳死の判定 脳神経 2002; 57: 557-563
熊田恵介 脳死状態の画像所見 ＳＰＥＣＴ像を中心に 脳死・脳蘇生 2004; 16: 50-56

平野美幸 人工呼吸器を装着し、脳障害のため意識も反応もない子どもへの看護師の関わり 子どもの声 を聞き分ける 日本看護学会誌 2005; 25: 13-21
阿部祥英 脳死と考えられる状態が5年以上継続した後に在宅人工呼吸療法に移行した1幼児例日本小児科学会雑誌 2006; 110: 1680-1682
児玉 聡 近年の米国における死の定義をめぐる論争 生命倫理 2008; 18:39-46
田辺卓也 小児の長期脳死自験例5例とわが国における小児脳死判定の問題点 日本小児科学会雑誌 2009; 113: 508-514

〈5〉それともこころはからだの外にある?

もうひとつ、こころはからだの外にあるという考えがあります。人のこころは、その人のからだの内部に閉じ込められていると考える必要はないのではないか。こころの綾は、人という個体だけでつくりだされているのではない。人のからだを含めたもっと広がりのあるものによって実現する、という考えです。

こころの活動の多くは、身の周りの道具や、自然環境、社会との触れ合い、人間関係といったものを構成要素として生まれ出てきます。人の内部だけでつくりだされているのではありません。脳は、たしかに重要で、欠かせないものなのでしょうが、その広域システムの一部分を占めているのにすぎません。

マイアミ大学のマーク・ローランズは、オオカミと出会い、その死を看取る一〇年もの共同生活から、新たな人間観を結実させます。「拡張したこころ」という概念を提唱しました。こころとは、内的作用と外部の構成要素とのハイブリッドであると考えたのです。たとえばペンで、詩を詠んでいるとしましょう。そのときこころは、何処にあるのでしょう。脳でしょうか？　心臓でしょうか？　それとも？　そうです。そのときその人のこころは拡張して、身体を離れペン先に移っている。そのように考えることはできないでしょうか？　イチローが大リーグでバットを振るとき。彼のこころは拡張して、身体を離れて、バットに移っている。だから自在にヒットが打てる。そう考えても、なんの不思議もないように思われます。

今、ロボット工学が急速に進歩しています。遠からず人は、ロボットと共存するという時代が訪れることでしょう。ロボットもこころを持つ。そんな時代に移っていくのでしょうか。

〈6〉「リトルブレイン」こそ、こころの棲み家

私たちの脳は、宇宙のように広大で奥深く、膨大な仕事をこなしています。一九〇九年、ブ

ロードマン（Brodmann）は、脳の働きを五二の領域に分割して、脳の地図をつくりました。脳の五二の領域の一つ一つが、それぞれの働きを分担しているのです。脳科学は進歩し、今ではＰＥＴやファンクショナルＭＲＩを使って、脳の働きをつぶさに眺めることができるようになりました。

私はこころとは、このように細分化し、機能分担してしまった脳の働きを、一つにまとめる仕組みなのだろうと思っています。

それは果たして、何処にあるのでしょう？

進化と発達の頂点に立つ大脳が、こころとは別物であるとすると、大脳皮質の下部構造にこころの棲み家を探す他ありません。

情動や表情、身体感覚や内臓と直結し、さらには、自己意識や直感などに関連する脳構造でなければなりません。全身からの情報を集め、なおかつ、全身に情報を発信する。そのような働きができる脳構造が、こころの担い手としてふさわしい。

脳の「島皮質」という神経細胞群が、その条件を満たしていると思います。

「島皮質」は、新しい脳と古い脳との境目の場所にあります。ちょうど扇の要の位置を占めるかのように、大脳半球のほぼ中央に位置し、両者と密に連絡をとることで、全身からの情報を集め、そして加工し、全身に発信していました。

それは、全身からの情報を、視床を介して収集し、時々刻々移り行く身体感覚をベースにして、自己意識を造り上げます。知能や言葉の働きを借りることなく独立に、表情や意欲、喜怒哀楽の情、血圧や脈拍などの自律神経の振る舞いを調節しています。いずれも意識下（すなわち、無意識）の信号として、時々刻々、心臓や手足に伸びる神経線維に向かって語りかけています。

こころの在り処は、「島」なのではないか。最近、それを確信に変えるような、数多くの知見が報告されました。こころの綾が、画像で読めるようになったからです。なかでもファンクショナルMRIを利用した研究が、それを証明してくれました。

ファンクショナルMRIを用いれば、MRI装置を使って、無害に脳の活動を調べることができます。通常のMRIが写真とすれば、ファンクショナルMRIは動画に相当します。例えば、言葉を使うとき、脳のどこが働いているのかを、画像として眺めることができます。PETに比べて、放射性同位元素による被爆がないため、繰り返し測定することが可能です。ファンクショナルMRIが普及したおかげで、手軽に人のこころの動きを計ることができるようになりました。こころの動きと連動して変化する部位。それがこころの在り処ということになります。

「あるとき、ふと、一〇数年前に亡くなった母親を思い出し、悲しくなって涙を流した」

この思いとともに、描き出された脳の部位が、島でした。その前方部の細胞群が働いていました。数多くの研究結果から、島の前方部にある細胞が、痛みや不快を感じる場所だということが

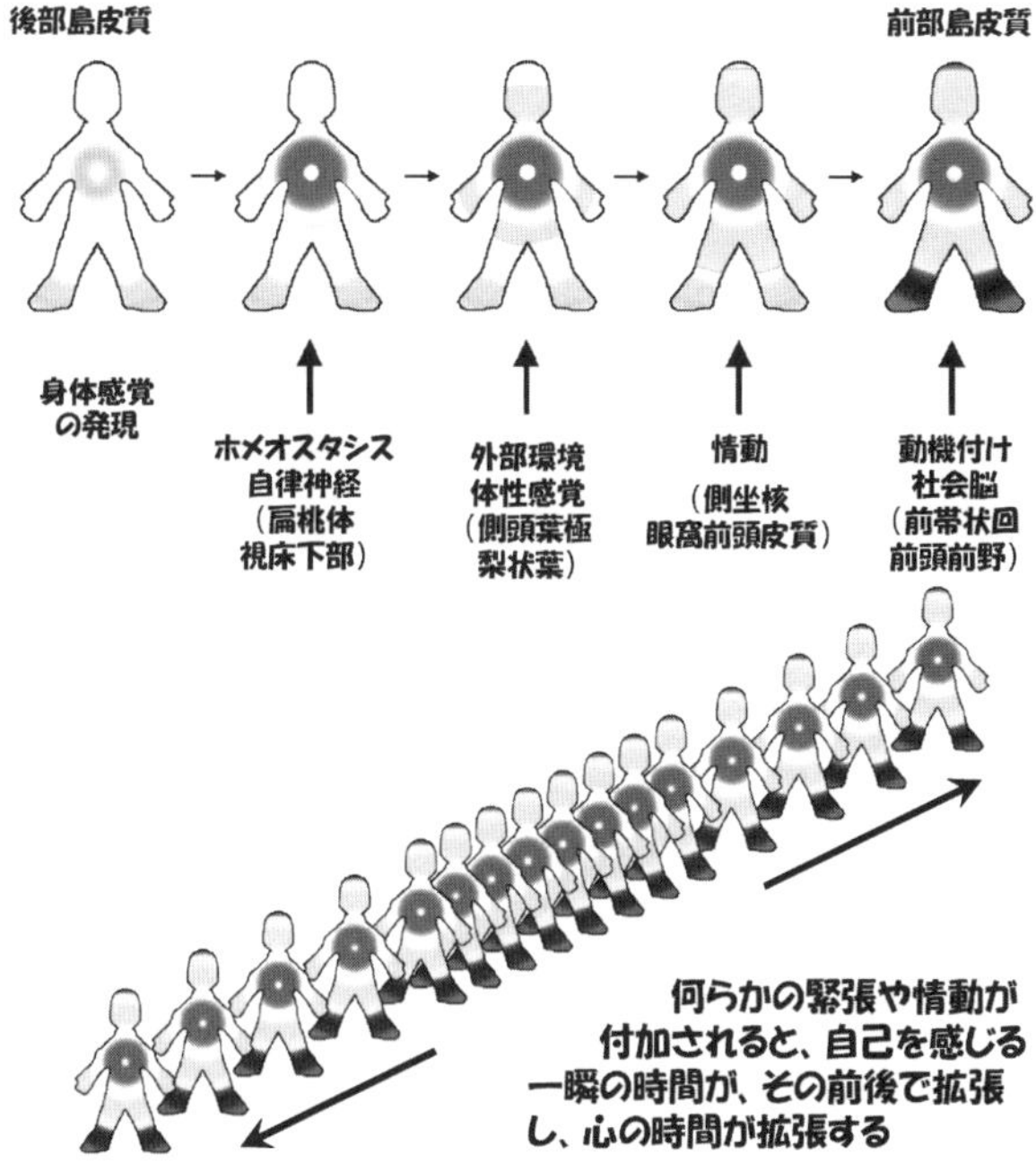

図３　島皮質の中でつくられる自己の認識と「こころの時間」
楽しいことをして遊んでいるとき、あっという間に時間が経ちます。会社でいやな仕事を処理するとき、時間はなかなか進んでくれません。あるいは交通事故に遭遇し、何かにぶつかりそうなとき、ほんの数秒なのでしょうが、時間は至極ゆっくりと流れ、それを数分、あるいは十数分に感じます。このように時間の速さは、自由自在に伸び縮みします。これがこころの時計です。
図上段：　島皮質という小さな脳（リトルブレイン）が、その全てを担っていました。全身からの感覚情報は、隈なくこの小さな脳の後方部に入力されます。その情報は速やかに前方に向かって伝わっていきます。その過程で、まずホメオスタシスと自律神経に関する情報を受け、続いて外部環境の現況、情動、社会の動きなどの情報を受けて、「その瞬間」の自己を認識します。このようにして感じとった一瞬一瞬の自己の意識は、過去から現在、そして未来へと、現れては消え、消えては現れると、連続的に変化していきます。これがこころの動きです。
図下段：　この一瞬一瞬の自己の意識が、過去から現在、そして未来へと、現われては消え、消えては現れる。このとき、なんらかの緊張や情動が付加されると、自己を感じる一瞬の時間が、その前後で拡張し、こころの時間が拡張して、こころの時間の速さが変わります。 例えば偶然、幼少時に記憶した味覚に接したとき、それを美味しいと感じ、昔が懐かしく思い起こされ、時間がゆっくりと過ぎていくなどといった感覚は、リトルブレインがつくりだしています。

わかりました。

「子どもの頃に食した食べ物の味にふれ、楽しい気分になった」

「好きな花の香りをかいで、こころをときめかせた」

「山を登りきって青空を見たとたん、達成感とともに得もいわれぬ幸福感に満たされた」

といった心地よい気分は、いずれも島の後方部にある細胞の働きでした。

「ある絵を観ているとき、胸が痛んだ」とか、「怖いことを思い出した」というこころの動きは、右脳にある島の働きでした。「悲しかったことを思いだした」ときは、左脳の島が働いていました。

ファンクショナルＭＲＩの研究で、第2章で紹介したこころの時計の在り処も、島皮質だということがわかっています（図3）。こころの時間が延び縮みする仕組みも、島皮質の仕業であることが解明されています。

脳の働きが画像で眺められるようになる、二〇〇年も前に、すでに島こそこころの在り処だろうと考えていた人がいました。脳のこの場所を、島皮質と名づけた、オランダの解剖学者　ヨハン・クリスチャン・ライル Johan Christian Reil（一七五九―一八一三）です。それゆえ、「ライルの島」とも呼ばれています。

一八〇九年、ライルは、「島」こそ精神活動の台座であると考え、次のように表現しました。

「島は、あたかも広い海洋からその魂を吸収するかのように、大脳からの全ての情報を収集し、それを元に「魂」の基盤を形成する。それとともに島は、からだの隅々からの知覚情報をも吸収し咀嚼して、再現した記憶と混ぜ合わせ、それを用いて他者との意思疎通を図る」

この描写は、まさに、こころは「島」でつくられていると述べています。

大脳が、極端に専門化した分業システムであるのに対して、「島」は、脳組織から逃れて孤島に住み、生命《いのち》の全てを見守っているのです。

それゆえ「島」は、リトルブレインとも呼ばれています。

この章のおさらいとポイント

◇こころの在り処としてふさわしい場所の条件は…

・全身からの情報を休むことなく収集する

・情報をベースに時々刻々と変わる無意識的な自己意識を造る

・紡ぎだされた喜びや悲しみ、怒りや期待などの感情を、表情・行動・直感などとして表出し、全身に発信する

・知能や言語機能とは関係なく、独立してそれらを遂行する

◇心臓は、血液のポンプとしての役目だけではなく、近年、ホルモンをつくりだす役割が発見された。心房から心房利尿ホルモン、心室からは脳性利尿ホルモンを分泌。内分泌器官の一つと言える。また、心臓には海馬の細胞とほとんど同じ仕組みがあり、記憶する力も宿っていた。

◇心臓移植手術によって、レシピアント（被提供者）にドナー（提供者）の記憶、性格や嗜好まで受け継いだかのようなケースがある。脳だけではなく、細胞レベルで記憶

する能力がある可能性がある。

◇脳死の基準は世界中で違いがあり、日本の場合は概ね以下の通り。意識のない状態であり、顔に痛み刺激を与えても反応しない状態で、人工呼吸なしに自ら呼吸することができず、瞳孔が拡大し、脳幹の機能のテストで、七つの脳幹反射が消失し（すなわち、脳幹も死んでいて）、脳波に電気活動がみられず平坦化であること。そしてこれらの診察所見が、六時間たっても変わらないこと。これを人の死と認めてよいのかは、議論の余地がある。

◇MRIやPETなどの発達によって、こころの在り処は、最近では脳の「島皮質」（リトルブレイン）にあると推測されている。島皮質は、新しい脳（大脳皮質）と古い脳（辺縁系）の境目の場所にあり、両者の連絡をとることで、全身からの情報を集め、加工して全身に発信している場所。実験によって、様々な感情や思いに対応して島皮質は働いているのがわかった。

◇大脳が、極端に専門家した分業システムであるのに対して、「島」は、脳組織から逃れて孤島に住み、命を見守る役目を果たしていることから、小さな脳、リトルブレインと呼ばれる。

第4章

時間医学の視点からみた生命倫理学（クロノバイオエシクス）

二一世紀になってその詳細が明らかにされた、体内時計の世界。それは今、脳科学研究の最大のトピックとなっています。ここまでそれを解説しつつ、まだ十分には解明されていない、「こころの世界」にも言及し、科学者の目から、あるいは、哲学的視点から、〝生命（いのち）とこころと宇宙（そら）〟との繋がりを考えてきました。

人には、多重のリズムがあり、その揺らぎとともに生きています。高齢化を重ねている超高齢社会の中で上手に生きていくには、人はそれをどのように利用すればよいのでしょう。

本来、生命倫理学とは、生死等の生命現象に対して、「人はどこまでの介入が許されるか」「その理由は何か」等を研究する学問分野です。一方、米国のがん研究者、ポッター博士は、人口増加や資源の無秩序な利用が、地球生態系の破壊を導いていることを憂い、社会科学・人文科学・医学などの成果を結集して、この危機を回避するための叡智を早急に築き上げなければならないと提唱しました。一九七一年、『バイオエシクス：未来への架け橋』を著し、生き残るための叡智をバイオエシクス（bioethics）と呼びました（Van Rensselaer Potter. Bioethics: Bridge to the Future, Prentice-Hall, 1971, pp 205）。

私がここで言う生命倫理学は、ポッター博士のバイオエシクスに近いものです。時間医学の視点からそれを展開していくことで、人とは何か、地球生態系のリズム学（＝人文学的、天文学的知識と結合した医学）を論じて行きたいと思います。

この章では、時間生命倫理学（クロノバイオエシクス chronobioethics）という生命哲学を紹介しつつ、これからの人の生き様について考えてみたいと思います。

〈1〉人間の寿命を支配する体内時計

人の二四時間のリズムは、地球の自転のリズムがその由来です。地球に生命が誕生して以来、生命は進化を繰り返し、体内時計という仕組みをからだのなかに組み込みました。そのほか、月や木星、太陽などの星々が奏でるいろいろなリズムを、すべて多重に宿しています。

最近、それが時計遺伝子の働きで、つくりだされていることが明らかにされました。その発見に続く数々の知見は、世界の科学者を驚かせました。時を刻む仕組みが壊れると、人はみな、病気になってしまったからです。それは時を刻むだけではなく、私たちの健康を維持し、老化の進行を抑え、寿命を延ばすべく働いていていました。

時間という不思議な概念

人はみな、時間とともに老いて行きます。このように私たちは、「時間は『一定』の速さで、『過去から未来へ』と、流れていく」というイメージを持っています。

時の流れの速さは、ほんとうに『一定』なのでしょうか。

「漁師をして両親を養っていた浦島太郎は、ある日釣り針にかかった亀を、かわいそうだと逃がしてやった。すると迎えが来て、太郎は竜宮に招かれ、乙姫と楽しく三年を過ごした。残してきた両親のことが気にかかり、元住んでいた浜に帰ってみると、村は変わり果て、見覚えのある景色も人もなく、太郎はもう七〇〇年も前の人になっていた……」

浦島伝説は、日本の各地に残っています。相対性理論によれば、浦島伝説と同じことがおこり得ます。光速の宇宙船で宇宙旅行をして日本に帰ってくると、地球では何倍もの速さで時が流れている。そのため物理学の世界ではこれを、「ウラシマ効果」と呼んでいます。

時間とは何か。もう一度考えてみることが必要のようです。

時間は、「過去から未来へ」と流れていく。

さて、この感覚は正しいのでしょうか？

砂時計を思い浮かべてください。砂は上から下へと落ちていきます。上が未来で、下が過去。砂時計のくびれたところが現在。するとどうでしょう。時間は、未来から訪れて、現在になり、そしてそれは過去に移っていく。時間の向きが逆になりました。

このように謎が多い概念であるだけに、数多くの哲学者が古《いにしえ》から議論を重ねてきました。

時間観と死生観

時空に生きる生命《いのち》とは何か?

生と死について、ここで少し考えてみたいと思います。人は誰しも、「生きるために生まれてきた」と、考えています。しかし、どうでしょう。この世に「生」を享けた第一日目は、生きることへの第一歩ですが、それとともに、「死」を迎えるための歩みでもあります。人の一生とは何か。ここに「生まれ出づることの悩み」があります。

ベートーヴェン(一七七〇~一八二七)は緑が多く静かなウイーンの郊外、ハイリゲンシュタットに住み、名曲を創出していきます。その創作意欲の背景には、死を見つめ、存在を問うほどの大きな苦悩がありました。宇宙の時空に目を向けることで人間の弱さを受け入れ、強く生きていくことで愛と平和が訪れるという、神のような心境に達していたのではないでしょうか。

その思いをソナタ、コンチェルト、シンフォニーとして表現しました。

それゆえそこには、人々を力づけ、勇気を与え、生きることの意味に迫る、気魄が表現されているのだと思います。

ベートーヴェンは、一八〇一年、「何か新しい世界が、今、求められている。私には、何かが足りなかった。それを求めて歩んで行きたい」と決意し、ピアノソナタ作品三一の二「テンペスト」を作曲しました。

ソナタ形式の古典的な型を破った、記念すべき作品と言われています。

この曲の意味について質問されたときベートーヴェンは、シェイクスピアの『テンペスト』を読めと返答したという逸話が残っています。

どのような思いが込められた曲なのでしょう。

シェイクスピアのテンペスト（The Tempest、あらし）（第四幕第一場）には、次の有名な言葉があります。

人生とは、夢のようなものである。その時間は短いが、それは眠りのリズムとともに繰り返される。

(We are such stuff as dreams are made on, and our little life is rounded with a sleep.)

ピアノソナタ　テンペスト。戸惑う人の心を洗い流すかのような、ロマンティックな調べが魔法のように繰り返され、心身ともに疲れ果てた人々の心に、力強く響きます。この力強いメロディーには、同じ時代を生きた、カント（一七二四～一八〇四）の哲学論とゲーテ（一七四九～一八三二）のロマン主義が反映されています。

ベートーヴェンの音楽は、旋律が美しく、独創的で力強く、それまでの音楽とは根本的に違うと言われています。ベートーヴェンは、新しい思想が次々と芽生えたフランス革命の時代に、哲学者カントや文学者ゲーテとともに、激動のヨーロッパを生きていました。それは無知と迷信をなくし、広く市民を啓蒙することで貧困から抜け出すことができるという、「啓蒙思想」が行動となって、ヨーロッパを動かし始めた時代でした。近代に向かって大きく変わっていく欧州世界のエネルギーの大きなうねりが、ベートーヴェンの創作活動に表れています。

ベートーヴェンは、世界秩序と宇宙に至る広大な時空に、とりわけ興味を持っていました。カントは『一般自然史と天体の理論』という宇宙論で、宇宙全体が本来「平和」を意志していると述べましたが、ベートーヴェンの日記（Tagesbuch）に、カントの著書からの抜書きが数多く残されています。

「原始の偶然の集合が世界を形作っているのではない。もっとも賢明な理性に源を発する、根源的な力と法則が、世界秩序の恒久的な源となっているのである。世界秩序は偶然ではなく必然性をもって理性に源を発しなくてはならぬ。……それは、神である。……世界秩序が一般的な自然法則に源を求めることができるのは、それは全自然が、最高の叡智の働きであるからである」

「いろいろの異なる諸惑星の住民たち、それだけでなくこれらの惑星上の動物や植物さえもが、……」

「考える自然の優秀さ、彼らの表象の機敏さ、……概念の明確さと活発さ、それに加えるにこれらの概念を合成する能力、……要約すれば彼らの完全性を全て包括する一定の規則のもとにあり、この規則にしたがって、……太陽からの距離に比例して、より優秀になり、また、完全になる。……」

ベートーヴェンは、ゲーテとも交流がありました。

「ゲーテの詩は、そこに詠われた詩文だけではなく、行間から湧き出づる調べが、強い力で私の心を駆り立てる」と述べて、ゲーテの文学に傾倒しました。「君よ知るや、かの国」、「永遠の恋

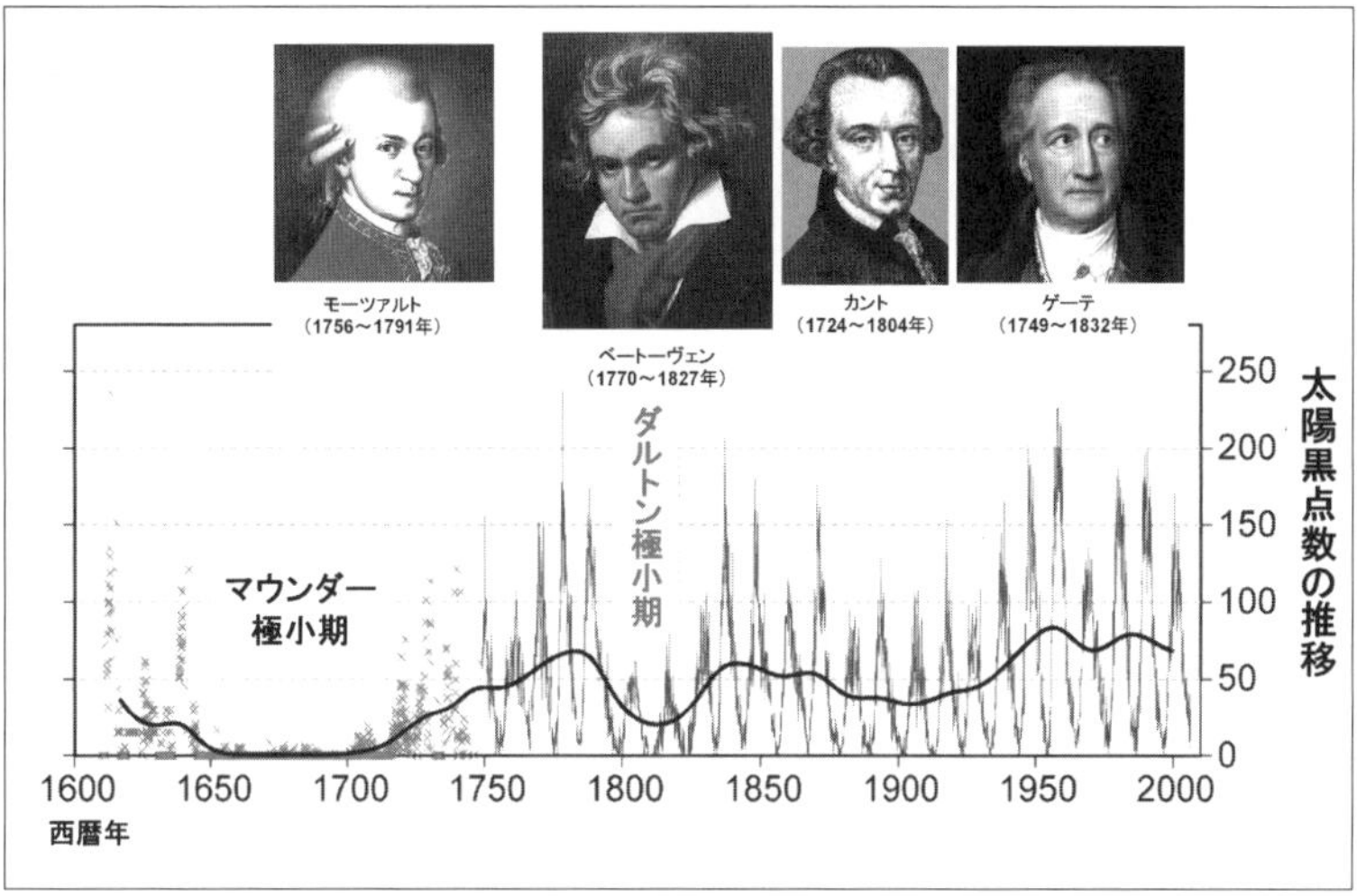

図4　小さな小氷河期と言われるダルトン極小期（1790～1830年）に生きたベートーヴェン、カント、ゲーテ。
第2章で論考したショーペンハウアー（1788～1860）も、ダルトン極小期を生き抜いた一人でした。モーツアルト（1756～1791）は先行する地球温暖期に活躍しました。

の涙かわかず」など、ゲーテの詩に音楽をつけています。

この時期、ベートーヴェンの心は、いろいろな意味で大きく揺れ動いていました。ピアノソナタ テンペストを作曲した数か月後に、兄弟と、宛先不明のある人物に、遺書を書いています。

「……秋の木の葉が落ちて枯れてゆくように、私の希望も干からびてしまった。……この世界に私がやってきたように、私はこの世から立ち去るのだ。……おお、神の摂理よ、私に素晴らしい一日を与えたまえ」

しかし、ベートーヴェンは、自ら命を絶つことはしませんでした。地球だけではなく、宇宙の神秘にまで思考を展開し、この世の広大なはかり知れない世界を想像したのではないか。静かに、ハイリゲンシュタットで自己を見つめていったのだと思います。

当時の欧州の気候は、ダルトン極小期（一七九〇～一八三〇年）と呼ばれる寒冷期でした。マウンダー極小期（一六四五～一七一五年くらい）に続く寒冷期で、太陽活動が弱まり、太陽からの放熱量が不足して、テムズ川の水が凍ったほどでした。植物が育たず、農業生産量が減り、人々は飢えに苦しんでいました。

太陽のリズムがもたらした寒冷期に、啓蒙思想が踊った激動のヨーロッパを生きたベートーヴェン。この寒さの中で、カントの宇宙にまで拡がる哲理を敬愛し、ゲーテのロマン主義的作品に漂う温かい理性に共感しつつ、生命《いのち》の底まで響くような力強いメロディーと、ロマンティックな調べを作曲して行ったのです。

ベートーヴェン（小松雄一郎 翻訳）『音楽ノート』 岩波文庫（青501-2）、1959年、東京、pp118
小松雄一郎 翻訳『新編ベートーヴェンの手紙（上）』 岩波文庫（青501-3）、1982年、東京、pp337
小松雄一郎 翻訳『新編ベートーヴェンの手紙（下）』 岩波文庫（青501-4）、1982年、東京、pp238

（2）地球生態系の多重なリズム

体内時計として最もよく知られている周期性は約二四時間（サーカディアン）のリズムですが、人のからだには、その他いろいろなリズムが秘められています。たとえば約九〇分、約一二時間、約三・五日、約七日、約三〇日、約一年、約一・三年のリズムなどが、多重構造として刻印されています。定義上、約二四時間（サーカディアン）リズムとは二〇～二八時間のリズムを意味します。二〇時間より短い周期性はウルトラディアンリズム、二八時間より長い周期性はインフラディアンリズムと呼ばれています。

人のからだに刻まれている最も長いリズムは、約一〇〇年のリズムですが、人に影響する天体や生態系、あるいは文化のリズムには、約五〇〇年のリズムがあります。

宇宙と地球と人との深いかかわりは、不思議で神秘的です。太陽の黒点は規則正しく増減を繰り返します。約一〇・五年と約二一年のリズムは、それぞれシュワーベ（Samuel Heinrich Schwabe、一七八九～一八七五）のリズム、ヘール（George Ellery Hale、一八六八～一九三八）のリズムと呼ばれ、よく知られています。その他、約一〇〇年のリズムもあります。氷河期の到来やルネッサンス、あるいはペストの大流行など。人は、太陽活動のリズムとともに栄枯盛衰を繰り返してきました。

九〇分のリズム

シカゴ大学のナサニエル・クライトマン（一八九五～一九九九）は、一九六三年、レム睡眠に約九〇分のリズムがあることを発見しました。このリズムは、夜だけではなく昼間にもみられます。ちょっと口欲しくなって、お菓子をつまむ。ちょっとのどが渇いて、水を飲む。喫煙。あるいは、はっと新しいことが思い浮かぶなどのこころの動きにも、約九〇分のリズムがみられます。根をつめて知的作業を続ける限界も約九〇分です。

その他、夜間頻尿になって、排尿のために中途覚醒するといった、夜間の排尿のリズムもほぼ九〇分周期です。瀕死の状態でＩＣＵやＣＣＵに入院したときに分泌される、生命を鼓舞するホルモンの分泌リズムにさえ九〇分のリズムがあります。

このリズムの起源については、まだわかっていません。私たちの研究では、太陽活動を反映する地磁気のリズムや、地球に飛来する宇宙線量の増減に、約九〇分のリズムがあることを見いだしています。その起源は、宇宙にあるのだと推測しています。

三・五日と七日のリズム

一週間のリズム（約七日のリズム）も生体リズムの一つです。よく話題になる三日坊主のリズム（約三・五日のリズム）も生体リズムの一つだと考えています。

眠りのホルモンといわれるメラトニンの分泌のリズムには、約七日と約三・五日のリズムがあります。このリズムは、私たちのいろいろな生命活動の中に潜んでいます。例えば、新生児の血圧は、二四時間リズムよりも七日のリズムが明瞭です。海外旅行のあとの時差ぼけに、例えば寝起きのリズムに、七日リズムが出現してきます。夜勤の看護師の血圧には、七日のリズムが顕著で、過重労働を常とするサラリーマンは、三・五日のリズムが明瞭です。救急車の出動頻度に、七日のリズムがみられ、自動車事故にも、七日と三・五日のリズムがみられます。

このリズムの起源はまだ不明ですが、私たちは九〇分リズムと同じように、宇宙のリズムと同調し、長い年月を掛けて宇宙のリズムに適応した結果、獲得したリズム機構であると考えています。例えば、太陽磁力線のリズムに、七日のリズムが観察されるからです。

一か月のリズム

女性の体温に、約一か月のリズムがあることはよく知られていますが、それは女性に限ったことではありません。人にはそれが明瞭に刻印されています。たとえば、心筋梗塞や脳卒中などの病気は、一か月のうちの第一週目に増加します。ノルウェーでの疫学調査では、乳幼児の突然死に明瞭な一か月のリズムがあり、下弦の月の頃に多いことが報告されています。

一か月のリズムの起源は、月の影響による潮の満ち干きとも関連しているようです。

リチャードソンの一・三年のリズム

ダヴァオ（フィリピン）の赤ん坊誕生の、一九九三年から二〇〇三年までの一一年間の記録

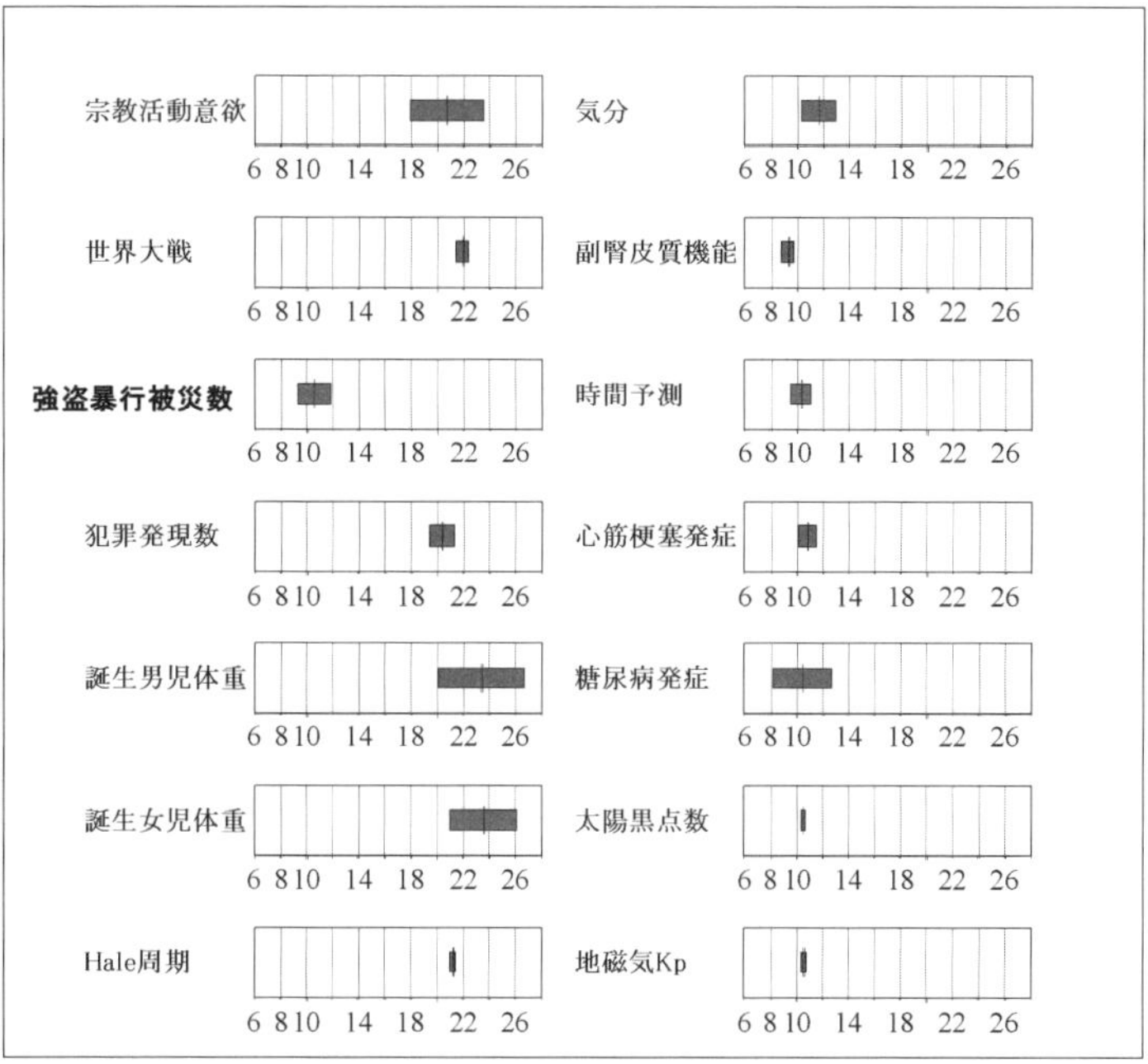

図5　10.5 年周期と 21 年周期を呈するいろいろな生体現象
主に図左側に約 21 年、図右側に、10.5 年の周期性を示しています。太陽活動（太陽黒点数の Hale 周期）に 21 年周期がみられます。太陽活動は間接的に人の精神活動や文化活動に影響し、世界大戦の勃発と宗教活動（各種キリスト教会の正会員数の推移、改宗をもとめるための宗教活動）、犯罪行為（さまざまな犯罪の頻度、その犠牲者の数等）、あるいは出産頻度、新生児の体重等、太陽活動に一致する、様々な約 21 年のリズムがみられています。宇宙と人との不思議な関わりが、ここからも推測されます。

を解析すると、一年のリズムよりも明瞭に、一・三年のリズムがみられました。一〇年以上の家庭血圧（朝、起床時に自宅で測定した血圧のこと）の記録にも、あるいは脳梗塞（一九八九～二〇〇四年までの六〇九四例）の発症頻度にも、約一・三年のリズムが観測されます。

そして突然死にも、約一・三年のリズムがありました。

先進国では国際診断基準に則った疫学データが蓄積されていますので、その記録を手に入れることは、比較的容易です。その解析から、突然死には一年のリズムとともに、一・三年のリズムが抽出されました。

「いつも調子が悪い冬をやり過ごしてほっとしていた矢先、その二～四か月の春～初夏の頃、急死した」

一・三年のリズムが、その原因です。

生・老・病・死を導く「仕掛け人」とも言えるこのリズムは、一体何者なのでしょう？　その起源はどこにあるのでしょう。

マサチューセッツ工科大学のリチャードソン（John Richardson）は、太陽風に一・三年のリズムがあることを発見しました、それにちなんで、私たちは、それを「リチャードソンのリズム」と呼んでいます。光だけではなく、太陽風や宇宙線など、目には見えない（非可視）光線にこそ、その謎をとく鍵がありそうです。

人は宇宙のリズムに呼応し、適応の所産として生体リズムを獲得しました。それなら、宇宙からのシグナルと生命現象との間に、何らかの対話があるはずです。その声に耳を傾ける努力こそ必要です。その答えは、どこかに隠れているはずです。

太陽のリズムと生命活動のリズム

時間医学の生みの親、フランツ・ハルバーグ（Franz Halberg）の教え子たちは、二〇年を越える長期間の血圧モニタリングを実行しています。二〇歳のときから三八年間、家庭血圧を記録し続けた、その一人の家庭血圧には、太陽黒点のリズムと同じ、約一〇・五年と約二一年のリズムが映し出されていました。

人は、太陽活動とともに生きているからです。太陽黒点は太陽活動の強さを表しています。太陽活動は、地球に棲む全ての生物に影響を及ぼしています。例えば、太陽活動は気候に影響し、その影響を受けて成長する木の年輪には、約一〇・五年と約二一年のリズムが映し出されます。人も同様です。ホルモンの働きや精神機能にそのリズムがみられ、心筋梗塞や糖尿病等の病気のリズムにも、約一〇・五年と約二一年のリズムが表れていました。

太陽活動を中心とする宇宙の運行が、人や生物に影響しその命運を握る（図5）。このような考えを、私たちは、時間生命倫理学（クロノバイオエシクス）と呼んでいます。

地震のリズムと資本主義経済の波

二〇一一年三月一一日の東日本大震災は、全ての日本人を震撼させました。

日本や欧米の研究から、地震は太陽活動と月の影響を受けて発生すると考えられています。宇宙と太陽系は、プレートテクトニクスと呼ばれる、地球構造の変動性に影響し、地震を惹き起す。そのため地震の発生頻度には、宇宙のリズムが反映されるという考え方です。

地震発生のリズムに、太陽と月はどのように関連しているのでしょうか。それは太陽黒点数が最小になる時期に、多いことがわかっています。東日本大震災が起こった二〇一一年三月は、太陽黒点数がシュワーベの周期で最小になる時期に一致していました。

二〇〇七年、米国の地質調査所は、一七〇〇年から二〇〇六年までの間の、米国、カナダ、メキシコ、チリ、ペルー、アルゼンチン、中国、インド、イラン、フィリピン、オーストラリア、ニュージーランド、ギリシャ、フランス、イタリア、アイスランド、地中海、南アフリカ、そして日本など、全世界の大地震の発生頻度を調査しました。その結果、地震の発生に、九年のリズムと五六年のリズムがあることがわかりました。

九年のリズムは、サロス周期の半分に当たり、ハーフ・サロスとも呼ばれています。サロスと呼ばれる太陽と月との連関が、地球に少なからぬ影響を及ぼしていることを示す観測データが、数多く報告されています。サロス周期とは、太陽と地球と月が相対的にほぼ同じ位置に来る周期のことで、約一八年と一〇日八時間に相当します。

太陽と月は、五六年に一回の周期で、地球を挟んで黄道上の対側に、ほぼ同じ傾きで位置します。月は、地球の周囲を公転していますが、地球をまわる軌道は楕円形ですので、遠地点と近地点とがあります。地球をまわる軌道の形も、太陽からの摂動によって変動します。そのため、月が黄道上に交わり、地球を挟んで太陽の対側に同じ傾きで位置する機会は、ごくまれにしか巡ってきません。五六・〇年に一回です。それが地震のリズムと一致しているとは、不可思議でそして不気味です。

地震発生のリズムに、その二倍にあたる一一二年周期もあると唱える学者もいます。大地震が九年、五六年、一一二年の周期で発生するのは、太陽と月との連関が、地球に大きな影響を及ぼしているからということになります。

二〇〇七年、米国の地質調査所は、太陽活動と太陽―月連関の影響は、地震や火山噴火だけではなく、経済恐慌の周期的発現にも影響を及ぼしていると論じました。太陽活動や月の運行が、地球に棲む人々のからだやこころに影響し、それを擾乱する。人の気分や楽観的思考に悪影響を及ぼし、農業や技術の進歩が遅れる。やがては、世界経済が落ち込み、ときには経済恐慌にまで至ってしまう。それが、周期的に繰り返されると論じたのです。

この周期性は、すでに一九二一年に、ロシアの経済学者であったコンドラチェフ（Nikolai Dmitriyevich Kondratiev、一八九二〜一九三八）により発見されていました、彼は資本主義経済が四〇〜六〇年周期で好不況を繰り返すと提唱しました。「コンドラチェフの波」として知られています。地震と同じように経済界にも、九年と五六年のリズムを基本とする多重の時間構造がある。経済界に限ったことではなく、産業革命や農業革命などの文化の発展にも影響する。

コンドラチェフのこの提言は、時間生命倫理学の視点からも興味深く、人とは何か、人の一生とは何か、を示唆しているように思われます。

文化的活動にみられる五〇〇年の周期

私は、宇宙にみられる約五〇〇年のリズムに注目しています。

五〇〇年のリズムを解析するには、太陽黒点や地磁気活動の観察記録では、記録長が短く十分ではありません。それゆえ、巨樹の年輪に注目しました。米国カリフォルニアの巨木セコイアの二一八九年間の年輪を解析してみました。そこには、地球の気候の変化が刻み込まれていました。

なかでも、約五〇〇年のリズムが一段と明瞭でした。石筍《せきじゅん》も、年輪によく似た縞模様を作ります。その解析からも、約五〇〇年のリズムが抽出されました（図6）。

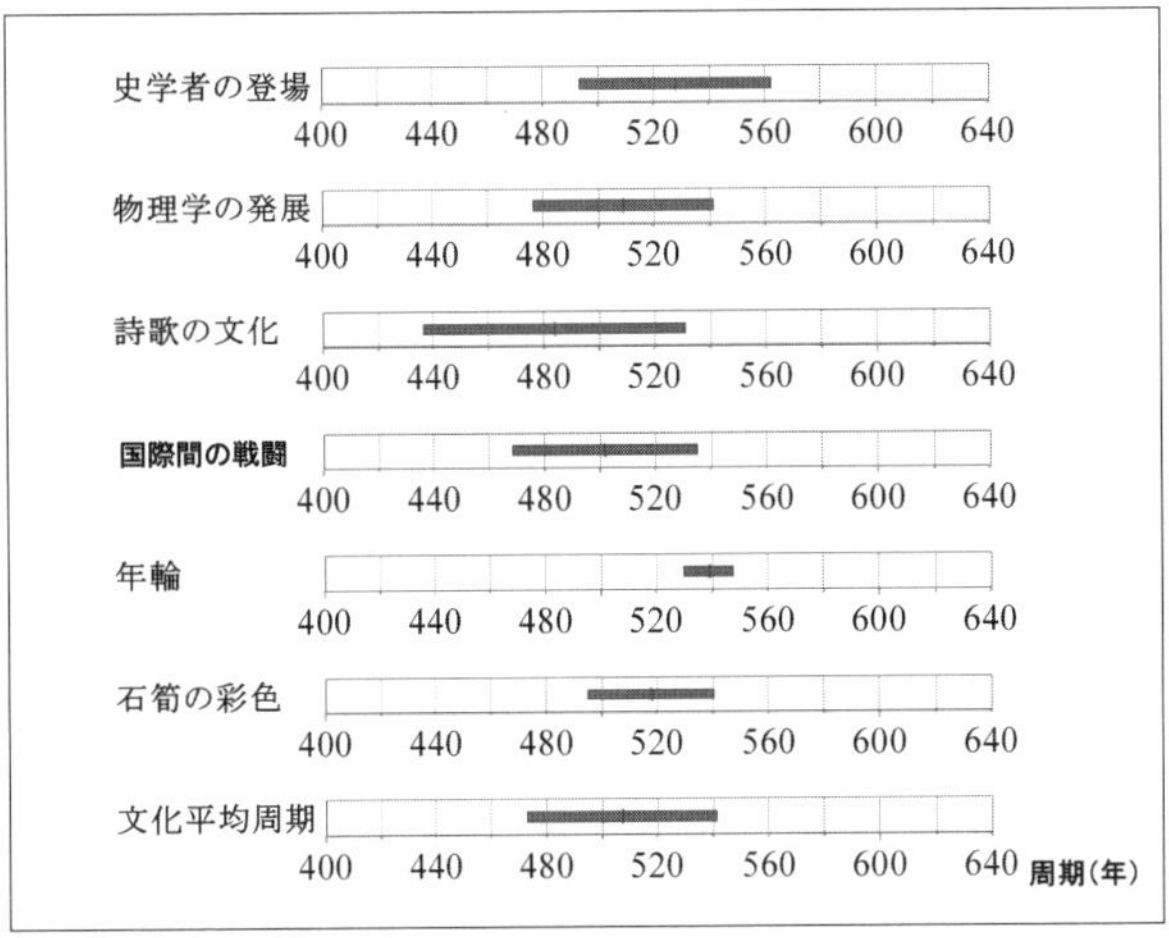

図6　歴史学・物理学・文学等の創造的文化活動にみられる約500年の周期性

人の文化活動にも、約五〇〇年のリズムがありました。

著名な歴史研究者や詩歌・小説家が現れ活動した状況、めざましい物理学の発展などの、文化的活動のリズム解析です（図6）。

たとえば、紀元前五〇〇年にギリシア文化（ピタゴラス、ソクラテス、ヒポクラテスなど）が栄え、キリスト誕生の時期にはローマ文化（キケロ、ホラチウスなど）が、西暦一〇〇〇年頃にスコラ哲学等の中世哲学とサラセンの自然科学が、西暦一五〇〇年頃にはルネサンス文化（ダ・ビンチ、ミケランジェロ、コペルニクス、ガリレイなど）が花開きました。そして現在、ＩＴの進歩とともに二一世紀文化が闊歩しています。

太陽活動は直接的・間接的に、気候に影響し、人は気候の影響をうけて、つねに新しい文化や風土を育んできました。

それゆえ、歴史学・物理学・文学等の創造的文化活動にも、五〇〇年のリズムが見いだされるのだと推測しています。

人と人が住む文化に宿る、多重のリズムを知り、その利点と欠点を理解して、人は健康を維持し、健康長寿を延ばすための叡智を身につけ磨き上げて行かなければなりません。私たちはそれを、時間生命倫理学（クロノバイオエシクス）と称してきました。

〈3〉生命《いのち》とは何か

『生命《せいめい》とは何か』。この書の中で、波動方程式で有名なシュレーディンガー（Erwin Schrödinger、一八八七～一九六一）は、DNAの構造がわかる前の一九四〇年代に、生命の生命たる所以は二つあると予測しました。一つは、子が親に似ることで、これは後にDNAの複製という現象を表していることが明らかにされました。

そして、「地球の自転周期、月の公転周期などを、なんらかの形で生命《いのち》の中に書き込んでいる」と予測しました。その後、約三〇年を経て一九七二年に、人の脳の中に体内時計があり、地球や月の自転にそっくりのリズムを発振していることが発見され、それからさらに二五年を経過した一九九七年に、この時計の仕組みの分子機構が解明されたのです。

シュレーディンガーはすでに五〇年以上も前に、理論物理学の立場から、ほぼ精確に生命の仕組みを予測していました。人が持つ智慧の豊かさと奥深さに驚嘆します。

シュレーディンガーの問いに、先ず答えたのが同世代のチジェフスキー（Alexander Chizhevsky、一八九七～一九六四）でした。チジェフスキーはヘリオバイオロジー（Heliobiology、太陽生物学）を唱えたロシアの宇宙哲学者です。

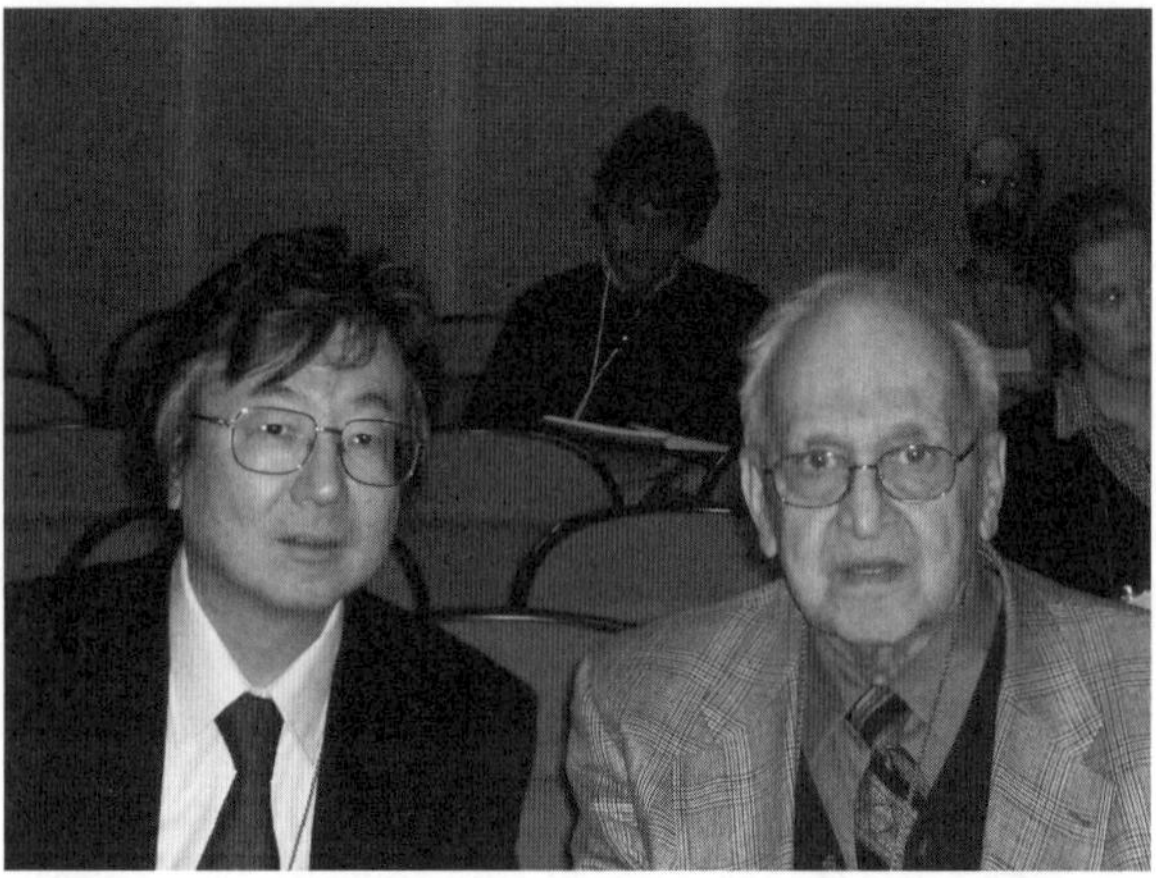

図7　ミネソタ大学のフランツ・ハルバーグ教授（87歳）と著者（59歳）
2007年4月18日（水）ウイーンEGU（European Geoscience Union）国際会議にて。

人は太陽とともに在り、太陽が地球磁場に影響することで、革命・戦争といった社会活動にいたるまで、人の生命の営みの全てをつかさどっていると考えました。ロシアやインドで猛威を振るったコレラの流行と太陽黒点のリズムとの連関を解析しました。

「生命とは何か？」の問いに、チジェフスキーは次のように応えています。

「生命とは、宇宙の運行を映しだす鏡のようなものである。星雲、星、太陽、惑星という大自然の宇宙の心を統治しているダイナモ（大自然、あるいは神？）とともに振る舞うことである」

フランツ・ハルバーグ（図7）は、チジェフスキーの考えに時間の要素をとり入れました。生命にとって時間こそ、最も重要な要素であると考え、時間人智圏（クロノスフェアchronousphere）という哲理を創出しました。そして生命とはクロノスフェアの中で、多重の時を刻むことであると答えました。

クロノスフェアは、ギリシア語のクロノス(chronos 時間)、ノウス(nous 心)、スフェア(sphairos 宇宙)の合成語です。

「人は、人をとり巻く宇宙の振る舞いの中で、地球に棲む多様の生物と交絡し共振する。多重の時間軸に添って、生態系を構築し、こころとともに時を過ごす」と、考えたのです。

人間の意味論……人とは何か

シュレーディンガーの問いに、私は次のように答えたいと思います。

人は星々の影響を受け、そのリズムのすべてを、生命の中に刻印しました。なかでも太陽からの影響が強力です。太陽は巨大な磁石です。太陽爆発があると、太陽からの風は強力で、地球を囲む地磁場と衝突し、地上一〇〇キロあたりの大気を発光させます。そして天空には、美しいオーロラが舞います。そのとき自律神経活動に異変が現われ、血圧は大きく変動し、オーロラが出た翌日に心筋梗塞が多発します。

太陽は、風と雲を用いて空気と水を循環させ、海に海流をもたらし気象を動かし、人に病気を惹き起します。心臓病や脳卒中にみられる七日のリズム、四季のリズム、一年のリズムがそれです。

太陽活動のリズムとして、黒点の一〇・五年周期がよく知られています。それは精神活動に作用し、人々は一〇・五年周期で興奮し、不満を噴出し、反乱を起こし、改革を引きおこしてきました。そして五五年や七七年などの長いリズムは、気候変動や大地震等の天変地異をもたらしました。

西田幾多郎は、その著書、『善の研究』で、万物は一体である。大自然こそ神であり、その摂理に従って人は生きていると訓えました。最近の分子生物学の進歩は、この哲理を支持しています。

「生まれ出るとは、大宇宙の混沌《カオス》の世界から、生命《いのち》というリズミカルに変動する仕組みに形を変えて、しばしここに遊ぶことであり、死するとは、務めを終えたいのちが再び混沌の時空に戻っていくことである。生も死も宇宙の秩序の一片にすぎない」

これが生命の姿なのだろうと思います。

〈4〉時間生命倫理学（クロノバイオエシクス）とは

生命《いのち》のリズムには、まだまだ数多くのリズムがあります。

アメリカ大陸に生息する周期ゼミは、幼虫の時代を地中で過ごし、一七年（または、一三年）で羽化して、繁殖します。竹は、長期間の栄養成長の後に、一斉に開花した後に枯死します。そのため古くから、「竹が咲くと不吉なことが起きる」と言い伝えられてきました。開花のリズムは、竹の種類によって異なり、日本のモウソウチクには六八年、マダケには一二〇年のリズムがある。その仕組みの詳細は、まだ闇の中です。

人の攻撃性にもリズムがあります。

テロリズム、暴行、強盗などの犯罪、あるいは家庭内暴力などの頻度が、月の満ち欠けと関連して満月のときに多いこと、そして太陽活動の周期とも関係していること等が明らかにされています。世界の平和を維持するためには、人が住む宇宙・環境・生態系の中に、多重のリズムが秘められていることを知り、適切に対応して行くという叡智が必要です。

三好達治の詩。「お月様が囁いた。昔々あの星に、悧巧な猿が、住んでいた」。それが現実のものにならないためには、宗教も思想も、世界が多様であることを楽しむ勇気が必要です。それを広々とした心もちで受け入れる、意志の力を養わねばなりません。

その上で、多様のリズムを上手に利用して、自律神経やホルモン、そして免疫系などの生命防御系の、長所と短所を見極め、健康を維持し病気から身を守るための最善の解決法を探し出す精神が必要です。


時間学の視点から、バイオエシクスを考え、人とは何かを論じてきました。

私たちは、まだ知らないことばかりです。宇宙の中味のうち、目に見え、肌に感じる物質はわずか四％にすぎません。宇宙の大部分は目にも見えず、五感に響かない。そんな何かで構成されています。光を発しない暗黒物質（ダークマター）が二三％で、五感に響かない暗黒エネルギー（ダークエネルギー）が残りの七三％を占めているというのですから、宇宙の大部分について、人間の知識があまりに少ないことに愕然とします。


生命とは何か？　何故、人は今、ここにいるのか？

私たちは地球の上で、大自然の法則の下に、生かされている。

ただそれだけのことなのかもしれません。

この章のおさらいとポイント

◇時間は「過去から未来」に流れていくもの。しかし、砂時計を考えればその流れが逆転する。砂時計の砂は上から下に落ちていく。上が未来で下が過去、そしてくびれたところが現在とすると、時間は未来から訪れて、現在になり、過去に移っていく。時間そのものが謎に満ちた概念であり、数多くの哲学者が議論を重ねてきた。

◇人間のからだには様々なリズムが多重に宿っている。約二四時間のサーカディアンのリズムはもとより、約九〇分、約一二時間、約三・五日、約七日（一週間）、約三〇日（一か月）、約一年、約一・三年などがある。約二四時間（サーカディアン）リズムとは二〇〜二八時間のリズムを意味しており、二〇より短い周期性はウルトラディアンリズム、二八時間より長い周期性はインフラディアンリズムと呼ばれている。

◇九〇分のリズム…レム睡眠、喫煙・お菓子をつまむなど、知的作業の限界、夜間の排尿など。リズムの起源は明確ではないが、地磁気のリズム、宇宙線の増減に九〇分のリズムがあり、宇宙とのなんらかの関連があると推測される。
◇一か月のリズム…女性の生理、一部の病気、乳幼児の突然死などに見られる。リズムの起源は、月の影響による潮の満ち干と関連がある。
◇一・三年のリズム…赤ん坊の誕生、血圧、脳梗塞の発症頻度、突然死などに見られる。リズムの起源はリチャードソンの研究によると、太陽風にある。そのため一・三年のリズムは、「リチャードソンのリズム」と呼ばれる。
◇大地震にも発生頻度にリズムがある。米国の地質調査所が一七〇〇年から二〇〇六年までの間の世界各地の大地震を調査したところ、九年のリズムと五六年のリズムがあることがわかった。九年はサロス周期（地球、太陽、月が相対的にほぼ同じ位置にくる周期）の半分でハーフサロスと呼ばれる。五六年は、太陽と月が地球を挟んで黄道上の対側にほぼ同じ傾きで位置する周期。

◇資本主義経済も四〇年～六〇年周期で好不況を繰り返す。ロシアの経済学者、コンドラチェフが発見し、「コンドラチェフの波」と呼ばれる。また、文化活動には約五〇〇年の周期がある。太古の樹木セコイアなどの年輪などに地球の気候の変化（太陽活動の変化）が刻まれており、約五〇〇〇年の周期があった。

◇太陽活動のリズムとしては、黒点の一〇・五年の周期が有名。人間の精神に影響を及ぼし、反乱や改革がおこりやすい。また、月の満ち欠けと関連して、満月のときにテロリズム、暴行・強盗などの犯罪、家庭内暴力などの頻度が高くなっている。

第5章

スピリチュアルな世界を考える

この章では、体内時計が育む「こころの健康（spiritual well being）」とは何かを考えてみたいと思います。

昨今、「スピリチュアル」という言葉をよく耳にします。

適切な日本語がないため、誤解を招くことが多い言葉ですが、私は、「人の魂と大自然（＝神）との対話」を意味する言葉なのだろうと思っています。

スピリチュアルな世界は、科学と幻想の狭間にあるような、グレーゾーンが広い領域です。そのグレーの部分が、少しずつ科学になってきました。この章では、哲学から科学への展開に焦点を当てながら、こころの健康とは何かを論じてみたいと思います。

〈1〉数理科学が表現するスピリチュアルな世界

米国のがん治療の専門医、ジェフリー・ロング博士は、臨死体験の報告を科学的に解析しました（アンケート方式のウェブ http://www.nderf.org/NDERF/EvidenceAfterlife/afterlife ）。世界中の臨死体験者の言葉から、死後の世界の特徴を、七つの言葉で次のように要約しています（第

6章第7項参照)。

1. 言葉では言い表せないほどに美しい景色と、心地よい音色に満ち、
2. ようやく故郷にたどり着いたという安堵感が訪れる。
3. 光り輝く、美しい光に包まれ、
4. 無限に広がるような幸福感と平和を感じる。
5. 現世では会ったことがなかった家族や、見覚えのある友人が、温かく迎えてくれる。
6. 未来も現在も過去も無く、すべて同時に経験している。時間と空間が一つになって動いている。
7. 宇宙の秩序の全てを理解したような心地になる。

このような世界が、ほんとうにあるのでしょうか。

数理科学的には、この七つの特徴を持つような世界が存在し得ます。まだ十分には明らかになっていませんが、それは決定論的カオスと呼ばれる、関数では計算ができない数理学の世界です。人はまだ、知らないことばかりです。宇宙の九六%を占めるダークマターやブラックホールは、私たちの五感に響かない時空です。そのことを諦念し、ドイツの理論物理学者ハイゼンベルグ(Werner Heisenberg、一九〇一~一九七六)は、「電子のような粒子は、その位置と運動量の両

者を、同時に知ることはできない。数理学的にはそのような値が実存しないからである。それゆえ、電子の未来の振る舞いは予測できない」と述べ、不確定性原理を唱えました。しかし、〈知ることができない〉のは、それが関数では表せない事象だからです。知る方法をまだ知らないだけなのです。

このように世界は、答えのまだない課題に満ちています。人は、状態や結果が、因果論的には決定できない世界に、生きているのです。

そのような中、新しい数理科学が登場しました。決定論的カオスと呼ばれる非線形数理学です。カオス（混沌）という言葉は、日常的には、単に無秩序を指す言葉として用いられています。一方、数理科学では、「ある時点での状態が決まれば、その後の状態が原理的に決定される」という、決定論的世界であるにもかかわらず、非常に複雑で遠い将来が予測できないもの」を指します。

例えば、天気予報があたらないことが、よくその引き合いに出されます。決定されているはずなのに、それが正確には予測できない。それをローレンツ効果と呼び、決定論的カオスの代表としてよく論じられています。

気象の変化の軌跡を、三次元の位相空間に図示すると、その軌道は全く同じ点を通らず、奇妙な（ストレンジ）軌跡（アトラクター）を描きます。ストレンジアトラクターと呼ばれています。

私たちの一生の軌跡も同じです。毎日毎日、二四時間を同じように過ごしていますが、決して同じ軌道は辿りません。毎月毎月、毎年毎年、一か月、一年を過ごす時空の軌跡は、ある限られた範囲の相空間内にあるものの、決して交わることのない軌跡を描きます。

このカオスの世界を、定量的に表現する手法として、フランスの数学者、ブノワ・マンデルブロー（Benoit B. Mandelbrot, 一九二四〜二〇一〇年）は、フラクタルという概念を提唱しました。1／f（エフ分のイチ）ゆらぎとも呼ばれています。

マンデルブローの新しい数理科学を用いれば、現世に生きる生命《いのち》と死後の世界を、次のように表現することができます。

現世で私たちは、リズミカルに多重（例えば、九〇分周期、二四時間周期、七日間周期、一年周期など）の時を刻んでいます。現世での人の生き様は、上述のストレンジアトラクターを描く、典型的な決定論的カオスの時空です。

それを1／fゆらぎで数理的に解読することができます。

森の香り、ひんやりとほほを撫でる風、風に騒ぐ木々の葉、枝の間から差し込む光と陰、小川のせせらぎから、宇宙線や地磁気に至るまで、自然界にみられるもろもろの現象は、すべて1／fゆらぎを呈しています。

宇宙の様々な事象に隠されている神秘的なゆらぎにも、いのちの営みにも、1／fゆらぎがあります。脳波のゆらぎ、自然に立っているときの駆幹のゆれ、手拍子など、生体におけるさまざまな現象のすべてに、1/fゆらぎが観察されます。

心臓病にかかる確率にも、あるいはそれが原因で死亡するリスクにも、1/fゆらぎがみられます。一九九九年、スウェーデンのフイクリー博士は、心拍のゆらぎに異常があると、その心臓病患者の生命予後が悪いことを報告しました。以来、医学界では、1/fゆらぎは健康度を表す指標として用いられています。

私たちは、亜北極圏のノルウェーで、オーロラが人の健康にどのように影響しているのか調査しました（第6章第4項参照）。亜北極圏では、オーロラが天空を舞うとき、人の心臓に異常が生じます。それは心臓の調節系を擾乱し、心拍の1/fゆらぎを壊していました。その影響は、二〜三日続き、オーロラがでた翌日と翌々日に、心筋梗塞が多く発症していました。

人は、人をとり巻く風や、木々の葉のざわめき、森の香り、差し込む日射しの光と陰をはじめとして、オーロラのような宇宙からのシグナルに至るまで、自然界にみられるもろもろの現象と共生して、すべて1/fゆらぎを呈しつつ健康を維持しているのです。これが現世に生きる生命《いのち》の姿です。

死、あるいは死後の世界も、数理学的に眺めることができます。

ストレンジアトラクターの中でリズミカルに時を刻んでいた私たちの生命《いのち》は、やがてあの世へと移って行きます。カオスの世界の特徴に、「相転移」という現象があります。相転移とは、質・形態が突然変化する振る舞いのことです。例えば、温度を上げていったとき、今まで液体だった水が、一〇〇℃で気体に変わるといった現象のことです。

晴れた風の強い日、ぼんやりと空の白い雲を眺めているとしましょう。その雲の近くに、次々と新しい小さな雲が現われ、それは次々に形を変えつつ大きくなっていったかと思うと、あるときふっと消えてしまう。これは雲にみられる相転移です。

私たちの生命《いのち》も、この白い雲の振る舞いに似たようなものです。生命《いのち》は相転移することで、ダークマターやブラックホールと同じようなカオスの世界（前世）から現世に現われ（誕生し）、ストレンジアトラクターの中で、リズミカルに時空を駆け巡り、そして相転移して死後の世界（後世）へと移って行きます。そこには過去も未来もなく、時空もエネルギーもありません。そこは冒頭の七つの特徴を満たす、カオスの世界です。

〈2〉からだの時計に秘められたカオスの世界

からだの時計には、カオスの世界が組み込まれています。

数理学的には、フィードバックの仕組みに、短い時間遅れを設定することで、カオスの世界をつくりだすことができます。からだの時計に仕組まれた、時を刻む仕組みを眺めてみましょう。

最近の一〇年の間に、体内時計研究は大きく進歩しました。今では、時を刻む仕組みの、ほぼ全貌が明らかにされています。私たちのからだにある時計（体内時計）の針は、遺伝子で動いています。時を刻む遺伝子ということで、その遺伝子は時計遺伝子と名づけられました。

六個の時計遺伝子が中心となって働き、からだのすべての細胞の中で、時間が回っていました。時を刻む仕組みの基本単位ですから、それはコアループ（細胞の時計）と呼ばれています。からだにある細胞は、遺伝子から蛋白をつくりだすことで生きていきます。体内時計はそれを利用しました。時計遺伝子からつくられた時計蛋白がある量に達したとき、それを察知した細胞は、時計遺伝子に語りかけ、それを抑制するという仕掛けです。自分で自分を制御することから、ネガティブフィードバックと呼ばれます。

もう一つの仕掛けは、時間遅れです。コアループは、時計遺伝子間の連携にわずかな時間遅れを設定しました。たったそれだけのことで、細胞は時を刻みはじめました。ネガティブフィードバックと時間遅れという、たった二つの設計図をもとに、規則正しい生体リズムを生み出していたのです。単純ですが、きわめて巧妙な仕組みです。

細胞の時計は、自律神経やホルモンと連携し、からだのすべての代謝（食べたものをエネルギーに変えること）の仕組みと連携していました。細菌やウイルスが侵入してきたとき、病気にならないようにそれを排除する仕組み（免疫系調節と言います）とも密接に連携し、その働きを強化していました。

フィードバックと短い時間遅れ。このごくシンプルな仕組みに、その心髄がありました。そしてそれは、自律神経・ホルモン・代謝・免疫と多重に連携することで、カオスの世界を成熟させ、人はからだの時計に、スピリチュアルな世界を感知する仕組みを組み込んで行ったのです。

〈3〉キリストにみるスピリチュアリティ

さて、幻想的あるいは哲学的な視点から、しばしスピリチュアルな世界を眺めてみたいと思います。

キリストにみるスピリチュアリティは、「三位一体」と「復活」に凝縮されます。

三位一体とは、神に父・子（イエス）・聖霊という三つの異なった位格があるとの訓えです。

この考えは、一見、非科学的に見えますが、カオスの数理科学なら解釈可能です。水の譬えを思い起こしてください。ある条件下では液体（水）であり、ある条件になると固体（氷）になる。そしてまた別の条件では、気体（水蒸気）の姿をとる。それは、「相転移」という現象です。人の姿をしたイエスが、姿を変えた神であり、神の子であるという聖書の言葉は、人の生命《いのち》も、三つの姿をとり得ること。人も努力すれば、神（すなわち大自然）の高みに入る（あるいは還る）ことができることを、訓えているように思われます。

三位一体の三という数字には、数理学的に重い意味があります。その時空がカオスであることを表す数字だからです。人の生命《いのち》の振る舞いには、至る所に三分の一のリズムがあります。例えば、人は八時間ほど眠りますが、それは一日の生活活動の三分の一です。人は血管とともに老いるといわれますが、血管の若さを保つホルモンには、八時間の生体リズムがあります。それがリズミカルに繰り返されていることに、人の生命《いのち》の営みの神髄があります。

キリストにみる、もう一つのスピリチュアルな世界は、「復活」です。

十字架に処刑されたイエスは、三日目の日曜日、眠っていた死から蘇ります。復活後、四〇日間、神の国について語り続けた後、弟子たちに「近いうちに聖霊が降臨する」と告げて、昇天し雲の間に消えていきます。それから五〇日後の五旬祭の日に、激しい風のような音とともに、天から炎のような舌がのびてきて、弟子たちの一人ひとりに、聖霊が降臨します。五〇日後を意味するギリシア語から、それはペンテコステと呼ばれています。

私たちも、日常、少なからず、イエスの「復活」に似たようなことを体験します。愛おしい人が、亡くなった後も、夢の中で枕元に現われる。あるいは亡くなったはずの家族が、いつのまにか傍に現われて、何か励ましの言葉をかけてくれる。このような話を少なからず耳にします。

私は医師として健康相談に乗り、生きることの意味を説くとき、どれくらいの人がスピリチュアルな世界を体験しているのか、尋ねることを常としています。

ある町で健康な地域住民の皆さまに、健康診断をしたとき、二つのことを尋ねてみました。「亡くなったつれあいが、枕元に現われたことがありますか?」という質問に、一九%の人が「ある」と答えました。

「幽霊のような物を見たことがありますか?」という問いにも、八%の人が「見た」と答えたのです。

七五歳の健康な女性の話です。二〇年以上も昔、四歳の子ども（お孫さん）が急死しました。その子がちょくちょく現われるのだそうです。子どもへの何かの強い思いが、形となって表れているのでしょうか。

七七歳の女性は、数年前に亡くなった夫が、たびたび枕元に現われる。今そこにいたかと思うと、すぐいなくなっているので、もっと長くいてほしいと話してくれました。

八一歳の女性は、次のような内容の話をしてくれました。夫が肺がんのため五〇代で死去しました。危篤になったとき、医師から病床に呼ばれました。夫は息も絶え絶えで、口唇の振戦がつよく、ものもしゃべれない状態でした。そこで、「お父さん、釈迦に信心の言葉を唱えましょう」と、話しかけると、「うん」といって、正座しました。息も絶え絶えの夫が、きちんと座りなおし、「南無真如一如大般涅槃経《しんにょいちにょだいはつ》。南無妙、法蓮、華経」と、二度。ゆっくりと、一言ずつ、大きな声ではっきりと唱えたのだそうです。そのあと病床に横臥し、目を閉じて永眠しました。「夫は、枕元に立つことはありません。往生していると思う」。老女は、自身ありげに答えました。

神の御元に還った愛しい人と、魂で対話する。そのようなことが実際にあるのだろうと思います。

一方、高齢になり認知症になってしまうと、しばしば幻視・幻聴などの幻覚を見聞きするようになります。スピリチュアリティと幻覚は、その区別がなかなか困難です。そこで老人施設に入居している患者さんに、同じことを尋ねてみました。

「亡くなったつれあいが、枕元に現われたことがありますか?」と尋ねると、だれもが「ないねえ」

と答えました。「幽霊のような物を見たことがありますか?」の回答は、はっきりしていました。だれもが強く、「ない」と、答えたのです。

素っ気無いこの回答に驚きました。そして私は医師として、「認知症の人は、その人なりに自分の世界を持っている。それ以上のことは望んでいない。十分に満足して、そこで楽しく暮らしている」。そのように思い、ほっとしました。

〈4〉ソクラテス／プラトンとデカルトが思索した魂の不死

ソクラテス（紀元前四六九～三九九）とプラトン（紀元前四二七～三四七）は、イデアの理論を元に、魂は不死であると考えました。

イデアとは、非時空間的に存在する、善、正義、勇気、真なる知識の総体のことです。道徳的で規則正しい生活を送りながら、理性に従って知性を正しく用いることで、イデアを獲得することができると教えました。

前世では、魂はイデアと直接対話しながら、親しく交流しています。

しかし、現世では、魂は身体と一時的に結合し、五感の情報が前面に現われてくる。そのため、魂は忘却のかなたへと投げ捨てられ、五感的快楽に接するために、魂の霊的な本質は、真の叡智に達する道から外れてしまう。

死に至るとともに、来世では、魂は再び前世の状態に回復し、イデア（すなわち、至高の善と真なる知識）と再び、対話することができるようになる。

このように考えました。

「死が人間を襲うと、人間のうちの可視的な部分は死ぬが、他方、不死なる部分は死から離脱して旅立ち、完全なままで滅びることなく立ち去っていく」（『パイドン』と呼ばれる対話集）。

「魂は不変であり不死である」と、説きました。

一方、デカルト（一五九六～一六五〇）は、神の存在と、魂の存在は肯定しつつも、観察と証明を基本とする新しい科学との調和を志しました。「私とは何か」を問い、「本質的には、考えるものである」と答えています。すなわち、私とは実質的にはこころ（心）、すなわち魂である。身体が存在しなくなったとしても、自分はなお存在し続けることができると考えました。これがデカルトの心身二元論です。

『省察』（一六四一年）に次のように述べています。

「私はまず、自分自身が顔や手、腕、肉と骨でできた、機械仕掛けを持つものと考えた。それは、ひとつのかたまりとして現われており、私はそれを身体という名前で指し示した。さらに思索をめぐらせて思いついたことは、私は、食事をし、歩き、感情を持ち、考える、ということであった。私はこれらの活動の源は魂（こころ）にあると考えていた」

そしてデカルトは、魂と身体との関わり方に触れ、非空間的なものである心は、いかにして空間的なものである身体に結果を引き起こし得るかを考え、脳の松果体がそれを担っていると論証しました。

今、松果体は、体内時計とともに生体リズムを整える重要な組織であり、生命《いのち》の泉の一つとして注目されています。三〇〇年以上も前に、哲学的思考だけで二一世紀の脳科学の真理にまで迫った理論構築の迫力に舌を巻きます。

〈5〉万葉人の宇宙観と死生観

日本でもっとも古い歌集。万葉集二〇巻。そこには仁徳天皇（三一三〜三九九）の御代から、七五九年の大伴家持まで、四〇〇年にもわたる太古の時代に生きた人々の心が、およそ四五四〇首の歌として詠われています。

六二二年、聖徳太子が四九歳で没した頃から、気候は急速に寒冷化し、大雪・長雨・大飢饉・飢餓死・盗賊・ハエの大群などの天災・人災が続きます。六四五年の大化改新、六六七年の大津京遷都、六七二年の壬申の乱、六七二年の飛鳥浄御原宮遷都、七一〇年の平城京遷都と、寒冷気候のもと政治は混迷しました。

寒冷期がやっと過ぎると、こんどはその反動からか、気温は一気に温暖化していきます、孝謙天皇（七四九〜七五八）の御代、七五二年に東大寺の大仏が開眼供養された頃から高温期に入り、大仏温暖期とよばれています。

急速な温暖化は、くり返し風水害・大雪・長雨をもたらし世の中は再び乱れ、七八四年、長岡京に遷都。そして七八五年、長岡京の造営長官であった藤原種継が暗殺されます。その首謀者が、万葉集を編纂した大伴家持だと言われています。

寒冷期と温暖期という気候変動に翻弄された時代に歌われた歌を集めたもの、それが万葉集です。

万葉人は、宇宙と一体となって、自然とともに生きていたようです。たなびく雲、煌めく星、大雪・長雨・旱魃、草木のざわめき、笹葉のさやぎ、虫や鳥のささやき、床のきしむ音など、自然物そのものに霊威を感じていました。柿本人麻呂は、自然と宇宙の神秘を、次の歌に美しく詠みあげています。

天の海に雲の波立ち　月の船　星の林に漕ぎ隠る見ゆ　（万葉集巻七・一〇六八）

万葉人は、柱、梁《はり》、床、戸、窓など、家の隅々にも霊魂が宿っていると考えていました。新しく家を建てたとき、そこに宿る魂の霊を清めるために行われたのが新築祝いでした。若者を呼び、それを踏み鎮める舞いを舞ったのです。舞いとともに鳴らす玉の音は、悪しき精霊を沈黙へと導きました。

新室を踏み静む子が、手玉し鳴るも玉のごと　照らせる君を内にと申せ　（万葉集巻一一・二三五二）

周囲の自然界にも、霊魂が宿っていると考えていました。そこは精霊の世界でした。なかでも木の梢の葉のざわめきに、霊威を感じとっていました。万葉人は霊魂のことを「たま」と呼びました。それを玉の音で鎮める。その思いがこの歌に詠まれています。

万葉人は「死」をどのように感じていたのでしょう。

そこには魂が肉体から離れ(体外離脱)、遊離魂となって人を見守るという歌が詠まれています。死とともに霊魂は体から抜け出し、家屋や自然物に宿ると信じていました。

万葉集には、その思いを詠う数多くの歌が収められています。

鳥翔成《つばさなす》　あり通ひつつ　見らめども　人こそ知らね　松は知るらむ　（万葉集巻二・一四五）

「人の魂は、鳥が空を飛ぶように、辺りを行き来し、常に私たちの傍にいる。人にはそれが感じられないけれども、あの松はきっとそのことを知っているに違いない」と、謀反の罪で死んでしまった有間皇子を追悼して、山上憶良（六六〇～七三三）が詠んだ歌です。

隠口《こもりく》の泊瀬《はつせ》の山の　山の際《ま》に　いさよう雲は　妹《いも》にかもあらむ　（万葉集巻三・四二八）

「あの泊瀬の山際にたなびいている雲。亡くなった妻の霊がただよっているに違いない」と、柿本人麻呂（六六〇～七二〇）が、妻を偲んで詠んだ歌です。

人魂のさ青《を》なる君が　ただひとり　逢へりし雨夜の　葬りをそ思ふ　（万葉集巻一六・三八八九）

「愛しい君が雨の夜に、人魂となって、青くほのかに輝いている」と詠んだこの歌には、霊魂の色彩までが描かれています。

万葉人はこのように幽冥界に心を寄せてきました。

一方、奈良県の明日香村に、七世紀末から八世紀初め頃の作とされるキトラ古墳と高松塚古墳があり、そこからも万葉人の宇宙観と死生観が推測できます。

キトラ古墳は、陰陽五行説に則って、四方の壁の中央には、青竜（東）、朱雀（南）、白虎（西）、玄武（北）の四神が描かれ、その下に、十二支の動物の頭を持つ獣頭人身像が、北壁中央の子《ネ》から時計回りに各壁に三体ずつ描かれています。そして天井には、東に太陽、西に月の陽と陰の象徴とともに、約三五〇の星をちりばめた天文図が描かれています。

人間のたましいを、魂《こん》と魄《はく》に分け、魂は精神をつかさどり、魄は肉体をつかさどるという思想があります。人は死後、「魂は昇天するのに対し、魄は冥界で生前の生活を続ける」。古墳の居心地は、「神仙世界に昇っていく魂にとってはよくても、魄にとっては堅苦しく、心休まるものではなかった」。それゆえ、ほぼ同時代の高松塚古墳では、古墳の壁に色鮮やかな女子群像の絵を描くことで、魄を慰めようとしたことがうかがわれます。

万葉人は、精霊とともに生きていました。

上野誠　初期万葉挽歌と遊離魂感覚—倭太后奉献歌における「儀礼」と「個」万葉古代学研究所年報 2004; 2: 36-51

〈6〉臨死体験が語るスピリチュアルな世界

死の瀬戸際にある人が見る深遠で霊的な経験。

これが臨死体験の定義です。

前述のロング博士の著書、『死後の世界が存在する根拠(Evidence of the afterlife)』に、博士がアイオワ大学の研修医だったときに、一九八〇年の米国医師会雑誌(JAMA)に発表された論文を見て愕然としたとの思いが、切々と述べられています。マイケル・セイボム博士のレター形式の論文でした。そこには次のような内容が記されていました。

「救命することができた一〇七人から、死の瀬戸際にいたときの体験を聞きとった。その中には長時間の体外離脱を経験した人がいた。自分が受けていた治療(開胸手術)の様子を上空で眺めていたと言い、その詳細を正確に語った。これは死に直面したときの幻想とは言えないように思う。瀬死の状態では脳は低酸素になっており、その働きは失われている。そのような状況で、進行中の現実を視覚的に見ることなど、できるはずがない。医師は、科学的でない(と思われる)ことを、科学として受け入れることをしないが、このような考えはもっと慎重であるべきではないか」

その後、セイボム博士は、心臓専門医として循環器関連の論文を書いていますが、そこには常に新しい現実に目を向ける姿が映っています。

医学常識では、死の淵でからだから何かが離脱し、外から自分自身を見るなどといった、まるで意識があるかのような体験をすることなど、ありえません。ロング博士の驚きが手にとるように感じられます。博士は、この論文を読んだことがきっかけとなって臨死体験の研究にのめり込んで行きました。その研究の一環として、前述のNDERFのウェブサイトを立ち上げたのです。

私が医師を志したのには、つよい思いがありました。四歳か五歳の頃、母は「脈なし病」という奇病で苦しんでいました。頻回に狭心痛を繰り返し、ときには意識を失うことがありました。近くで、この病気を診ることができる医師はいませんでしたので、遠くの大学病院に受診していました。四国の生まれですので、毎月、瀬戸内海の連絡船で、岡山大学まで通っていました。私が医師になって、母の病気を治そう。それが医師を志した理由でした。医師になって二年目の冬のことでした。母は、今日はよいことがあったと、妻との電話で楽しく会話していた最中、急死してしまいました。

その一〇年程前のことです。私が高校生で四国の自宅に帰省しているとき、母は狭心痛を起こし、意識を失って倒れました。呼びかけても答えは返ってきません。あわてふためいていたところ、数分後に意識が戻り、そしてそのときの体験を話してくれました。
「大きな川が流れていて、川の向うはとても明るく輝いていた。その川の向う岸には、黒い服を着た人がたくさん並んでいて、みんながおいでおいでと手招きをしている。なんだか気持ちよくなって、川を渡ろうとしたとき、誰か数人が背中を抱えた。行っちゃ行けない。行っちゃ行けないと抑えられ、ふと気がつくと、私がそこにいた」と言うのです。母はこのとき、もう少しで、魂が住む場所に逝ってしまうところだったのだな、と思いました。

さて、ロング博士は、NDERFの調査結果をもとにして、信頼できる回答を吟味して、六一三人の臨死体験の報告から、その特徴を次のようにまとめました。

1. 七五％の人が、自分の意識が肉体から離れる（体外離脱）のを体験する。
2. 七四％の人が、ありえないほどに鋭敏な、意識・覚醒レベルの上昇を経験する。
3. 五三％の人が、言葉では説明できないほどに強い、幸福感を感じる。
4. 三四％の人が、トンネルに入る。
5. 六五％の人が、神秘的なつよい光に遭遇する。
6. 五七％の人が、亡くなった親類など、とても大切だった人にめぐり会う。
7. 六一％の人が、時空の変化を感じ、三四％の人が、現在・過去・未来が同時に起こっているように感じたと回答。
8. 二二％の人が、生まれてから死ぬまでのすべての瞬間が、走馬灯のように巡る。
9. 五二％の人が、この世とは違う、別の世界（あるいは、時空）に行ったように感じる。
10. 五六％の人が、特別な知識に出合い、宇宙のすべての秘密がわかったような気持ちになる。
11. 三一％の人が、ある境界線を自覚し、そこに来たことを感じる。
12. 五九％の人が、もとのからだに戻るか戻らないか、その選択を迫られる。

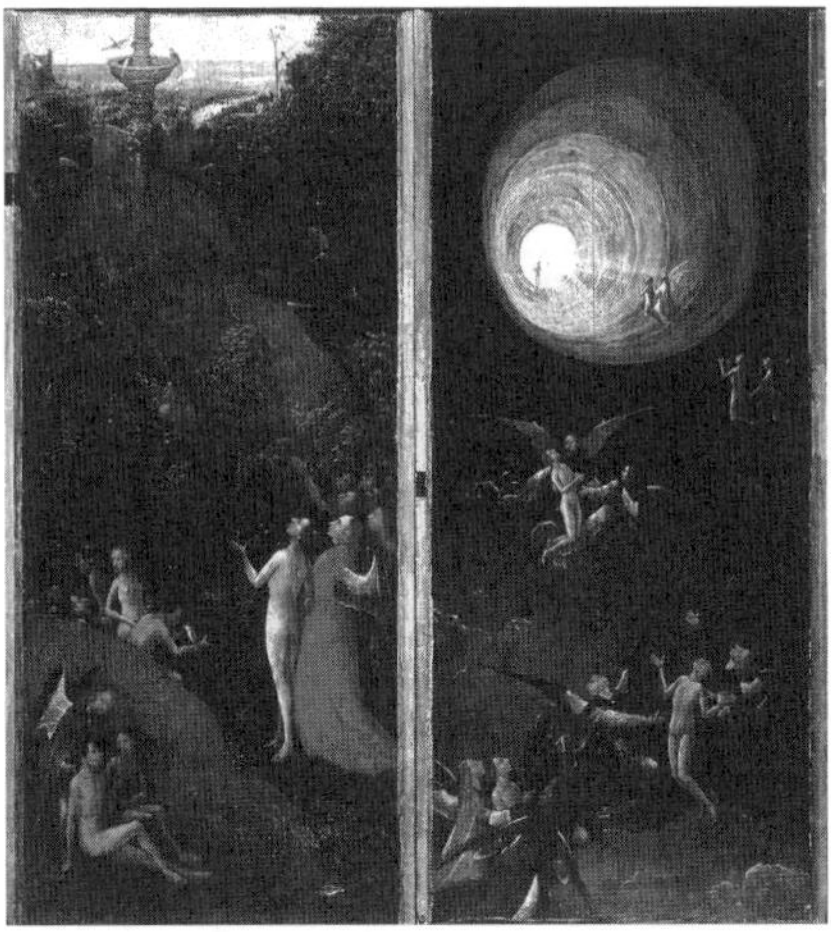

図８　地上の楽園（左）と祝福された者の天空の楽園への上昇（右）
パラッツォ・ドゥカーレ（ベネツィア）蔵
ヒエロニムス・ボス（Hieronymus Bosch、1450-1516）作。旧約聖書をもとに父なる神が最初の７日間でつくった地上の楽園を描き、天使に導かれて幸福の世界へと昇っている祝福された者たちが描かれています。幸福の世界が、明るく丸く輝いています。

私の母が体験した臨死体験は、上記の一二項目のうち、3（なんだか気持ちよくなって）、5（川の向うはとても明るく輝いていた）、6（黒い服を着た人）、12（行っちゃ行けないと抑えられ）があてはまります。母が語った情景の描写は、身体から抜け出した霊のようなものがそれをみているということから、1（体外離脱）を表していると思われます。そしてトンネルの代わりに、「大きな川」が現われていました。当時、中学生だった私は、母の語りを真剣に受けとめました。スピリチュアルな世界は、在るに違いない。現世に生きる私たちには見えない、感じることのできない時空に違いないと、今も、信じています。

さて、宮沢賢治（一八九六〜一九三三）は、霊能者だったのでしょうか。幼少の頃より、神仏・幽霊・妖怪など、この世にはないはずのものをみて育ちました。

山歩きや散策を好んだ賢治は、太陽や風からエネルギーを受けとり、大自然に心を鍛えられて、不思議な力を身につけていきました。早池峰山で、山から下りてくる古来の僧侶に出会ったり、森で鬼神と会ったり、田んぼの畦道の石の下に落ちこんでしまった餓鬼の声を聞いたりしました。

賢治はその不思議な世界を、詩や童話に描きました。『春と修羅（一九二四年四月）』、『注文の多い料理店（一九二四年一二月）』、『グスコーブドリの伝記（一九三二年三月）』等には、すべて実際に見たもの感じたものを描いたという趣旨のことが書かれています。

宮沢賢治は一九二三年七月、花巻を出発し、カラフトへと向かいました。前年の一一月に二四歳の若さで他界した、妹トシの死をいたむ傷心旅行でした。そのときの賢治のこころ（あるいは、実際にみたこと、感じたこと）が、『青森挽歌』（一九二三年八月一日）に謳われています。次の行《くだり》に、賢治のスピリチュアルな世界を読むことができます。

……

にはかに呼吸がとまり脈がうたなくなり

……

わたくしがその耳もとで遠いところから声をとってきて
そらや愛やりんごや風　すべての勢力のたのしい根源
万象同帰のそのいみじい生物の名を
ちからいっぱいちからいっぱい叫んだとき
あいつは二へんうなづくやうに息をした

……

けれどもたしかにうなづいた

……

《黄いろな花こ　おらもとるべがな》
たしかにとし子はあのあけがたは
まだこの世かいのゆめのなかにゐて
……
日光のなかのけむりのやうな羅をかんじ
かがやいてほのかにわらひながら
はなやかな雲やつめたいにほひのあひだを
交錯するひかりの棒を過ぎり
われらが上方とよぶその不可思議な方角へ
それがそのやうであることにおどろきながら
大循環の風よりもさはやかにのぼって行った
……

死んでしまったはずの妹が、賢治の声で頷いたこと。死後しばらくの間は、夢のような世界にいたこと。そして美しい花が咲き、日光が輝く、空（死後の棲み家）の方に昇天して逝ったことを謳っています。

賢治が見ていた世界は、私たち普通の人が見ていた世界とは、色とか何かとかが違っていたのでしょうか？　例えば、蝶が見ている世界は、人が見ている世界とは色が違います。蝶には紫外線が見えますが、人には見えないからです。それと同じように賢治には、私たちが見ている世界とは、色とか香りとか、何か違った世界が観えていたのかもしれません。

賢治が、実際に感じたり見たりすることができたスピリチュアルな世界を、『青森挽歌』や『銀河鉄道の夜』に書き記したと言えるようにも思います。銀河鉄道の夜は、賢治の死後に発見された未定稿の童話です。一次稿（一九二四年一二月頃）から四次稿まで、三回書き直されています。これほど賢治が推敲を重ねたのは、生と死に対する想いを自分の中で完成させたかったからだと思われます。

そして、そこに描かれた「死後の世界」は、前述のロング博士が臨死体験の研究から科学的に推測した情景と、あまりにもよく似ていることに驚きます。

ジョバンニは牧場の近くの野原でうとうとしていると、「銀河ステーション、銀河ステーション」という声が響きます。そこへ汽車が来て、彼はそれに乗り込んでしまいました。そこには溺れて死んでしまったはずの、親友のカムパネルラがいて、ジョバンニはその亡霊と一緒に、銀河のほとりを走っていきます。

この部分は、ロング博士の死後の世界の特徴（本書140頁の6）、「亡くなった親類など、とても大切だった人にめぐり会う」に一致する記載です。

「誰かがダイヤモンドをいきなりひっくりかへしてばら撒いたという風に、目の前がさあっと明るくなるほど光っている」「銀色の空にすすきがなびき、赤や青の燐光が野原いっぱいに光っている」。

これは死後の世界の風景（本書140頁の5）、「神秘的なつよい光に遭遇する」、そのままです。

この銀河鉄道にはいろんな人が乗り込んで来ます。神出鬼没です。気がついたらもうそこに乗っていて、いつのまにかパッといなくなる。現在も過去も未来もなく、時空が動いています。

これは死後の世界の特徴（本書140頁の7）、「時空の変化を感じ、現在・過去・未来が同時に起こっているように感じる」に、一致します。

スピリチュアルな世界では、時空は柔らかく歪み、現在・過去・未来が、前後なく、あるいは同時に現われます。スペインの画家、サルバドール・ダリ（一九〇四〜一九八九）の代表作の一つに「柔らかい時計」があります。ご存知の方が多いと思いますが、時計がまるでチーズのように柔らかくなったシュールレアリスムの絵です。まさに、このイメージがピッタリです。

「この汽車も、石炭や石油で動いているんじゃありませんよ」「動かそうというある意志があるから動いているんだ」と、どっからかセロ（神）の声がひびいてきて教えてくれます。

この記述は死後の世界の特徴(本書141頁の9)、「この世とは違う、別の世界(あるいは、時空)に行ったように感じる」に、一致しています。

「ほんとうのさいわいはいったいなんだろう」とジョバンニが言ったとき、カムパネルラは、「僕わからない」と言う。すると、空の向こうに大きな黒い穴みたいなものが見えてくる。ジョバンニが、「僕もうあんな大きな暗《やみ》の中だってこわくない。きっとみんなのほんとうのさいわいをさがしに行く。どこまでもどこまでも僕たち一緒に進んで行こう」と、言います。カムパネルラは今度はキッパリと、「あゝきっと行くよ」と答える。するとカムパネルラの目に急に美しい野原が見えてきます。「あすこがほんとうの天上なんだ。あっ、あすこにいるのはぼくのお母さんだよ」。そう言うと同時にカムパネルラの姿は銀河鉄道から消えました。カムパネルラは天上界に入ったんです。

これは死後の世界の特徴（本書141頁の11）、「ある境界線を自覚し、そこに来たことを感じる」に、一致しています。

〈7〉非科学的ではない魂の（霊的な）世界

スピリチュアルな世界は、医学の世界でも真剣に議論されてきました。

ノーベル賞を受賞したオーストラリアの神経科学者、エックレス（Sir John Carew Eccles、一九〇三～一九九七）は、意識（こころ）について研究し、それは脳とは別個に存在する可能性があると主張しました。

「すべての精神活動を、神経細胞の働きだけで説明しようとする唯物論の考えは、人間を科学の名の下に究極に単純化し、途方も無くおとしめるものである。……私たちは身体と脳からなる物質的存在として物質世界に存在すると同時に、魂を持った霊的存在として霊的世界にも存在している。……」

Eccles J Evolution of the brain: Creation of the self. London: Routledge, 1989, pp 300
カール・R・ポパー、ジョン・C・エックレス著（西脇与作、大村裕訳）『自我と脳（上・下）』、思索社、東京、1986年

前述のマイケル・セイボム博士は、一九八〇年の米国医師会雑誌（JAMA）への報告よりも前の、一九九七年にニュー・イングランド・ジャーナル（N Engl J Med）という、たいへん権威の

ある雑誌に、その経験談を報告しています。臨死体験を医学的な視点から研究し、一九八二年、『死の記憶：その医学的研究（Recollections of Death: A Medical Investigation）』という著書として出版しました。

臨死体験では、前述の通り、視覚などの五感が鋭敏になります（本書１４０頁の2）。そのため臨死体験の研究テーマとして、臨死と精神活動の向上が論じられました。ランセットという英国の権威のある医学雑誌（Lancet）でもそれがとり上げられています。

(Owen JE, Cook EW, Stevenson I. Features of "near-death experience" in relation to whether or not patients were near death. Lancet 1990; 336: 1175-1177)

いくつもの医学雑誌で、「死後も意識は継続する」という観察が相次いで報告され、数多くの論文に死後の世界が議論されています。その中でも注目される議論は、臨死体験の多くは、心臓が止まったときに起きることが多いという報告です。その一〇～二〇％の人に臨死体験の経験があったことが、ランセット（Lancet）に報告されています。

(Van Lommel P, van Wees R, Meyers V, Elfferich I. Near-death experience in survivors of cardiac arrest: a prospective study in Netherlands. Lancet 2001; 358: 2039-2045)

医学的には、脳死の後も、心臓は動き続けます。心臓の動きが止ったときに臨死体験を経験するということは、脳死を人の死と定義している、現在の心臓移植のあり方が妥当であるか否か、もう一度考え直すことの必要性を投げかけています。

さて、脳を電気刺激すると体外離脱体験ができる、との研究が報告されています。

(Blanke O, Ortigue S, Landis T, Seeck M. Stimulating illusory own body perceptions. Nature 2002; 419: 269-270.)

てんかん発作を持つ人の六%に、体外離脱を経験したことがあるとの報告もあります。てんかん発作の原因が、右脳の側頭葉と頭頂葉の境界部位にある人に、そのような幻覚をみることが多いことが報告されています。

(Hoepner R, Labudda K, May TW et al. Ictal autoscopic phenomena and near death experiences: a study of five patients with ictal autoscopies. J Neurol 2013; 260: 742-749. Greyson B, Fountain NB, Derr LL, Broshek DK. Out-of-body experiences associated with seizures. Front Hum Neurosci 2014; 8: Article 65 1-11)

しかし、この報告では、「胴体の下のほうと脚だけしか見えない」とか、「視界が歪んでいて、自分の脚がだんだん短くなって顔の方へ移動する」とかといった、幻覚のような体外離脱の報告です。体外離脱とは、かなり違っています。ロング博士らは、その後の研究でこの感覚は、臨死体験とは異なるものであることを立証しました。

臨死体験や体外離脱が、スピリチュアルな現象であるのか、脳のある種の働きを見ているだけなのか、それを私たちは、まだ、結論することができません。私たちの智恵は、残念ながらまだその程度にしかすぎないのです。

Sabom MB, Kreutziger S Near-death experiences. N Engl J Med 1997; 297 (19): 1071 Nov 10
Sabom MB The near-death experience JAMA 1980; 244 (1) : 29-30.
Michael B Sabom Recollection of death: a medical investigation (New York: Harper & Row, 1982), pp 56-57. For his method, cf. p.6.
Elaine E Pagliaro, Michael B Sabom Recollection of death: a medical investigation The American Journal of Nursing 1982; 82 (11): 1786. DOI: 10.2307/3470205.
Owen JE, Cook EW, Stevenson I. Features of 〝near-death experience〟 in relation to whether or not patients were near death. Lancet 1990; 336: 1175-1177
Van Lommel P, van Wees R, Meyers V, Elfferich I. Near-death experience in survivors of cardiac arrest: a prospective study in Netherlands. Lancet 2001; 358: 2039-2045
Blanke O, Ortigue S, Landis T, Seeck M. Stimulating illusory own body perceptions. Nature 2002; 419: 269-270.
Lai CF, Kao TW, Wu MS et al. Impact of near-death experiences on dialysis patients: a multicanter collaborative study. Am J Kidbey Dis 2007; 50: 124-132.
Van Lommel P. Near-death experiences: the experience of the self as real and no as an illusion. Ann NY Acad Sci 2011; 1234: 19-28.
Thonnard M, Charland-Verville V, Bredart S et al. Characteristics of nearg-death experiences memories as compared to real and imagined events memories. PLos ONE 2013; 8(3):e57620. doi:10.1371/journal.pone.0057620
Hoepner R, Labudda K, May TW et al. Ictal autoscopic phenomena and near death experiences: a study of five patients with ictal autoscopies. J Neurol 2013; 260: 742-749.
Bokkon I, Mallick BN, Tuszynski JA. Near death experiences: a multidiciplinary hypothesis, Front Hum Neurosci 2013; 7: 533. doi:10.3389/fnhum.2013.00533
Greyson B, Fountain NB, Derr LL, Broshek DK. Out-of-body experiences associated with seizures. Front Hum Neurosci 2014; 8: 65. doi:10.3389/fnhum.2014.00065
Palmieri A, Calvo V, Kleinbub JR et al. 〝Reality〟 of near-death-experience memories: evidence from a psychodynamic and electrophysiological integrated study. Front Hum Neurosci 2014; 8: 429. doi:10.3389/fnhum.2014.00429

この章のおさらいとポイント

◇宇宙の九六%はダークマター（暗黒物質）やブラックホールで占められている。このカオス（混沌）の世界を、定量的に表現する手法として、フランスの数学者、ブノワ・マンデルブローはフラクタルという概念を提唱、1/fのゆらぎとも呼ばれる。自然界のもろもろの現象はすべて1/fのゆらぎを呈している。

◇生命《いのち》は相転移（例えば、水が氷や水蒸気などに変わるような現象）することでカオスの世界から誕生し、ストレンジアトラクター（同じ軌道を通ることのない、偶発的な軌跡）の中で、リズミカルに時空を駆け巡り死後の世界に移っていく（相転移する）。そこには過去も未来も時空もエネルギーもない。

◇体内時計もカオスの世界が組み込まれている。体内時計をつかさどる時計遺伝子は、六種が中心となって働き、すべての細胞の時計を回す。時を刻む基本単位なのでコアループ（細胞の時計）と呼ばれている。遺伝子は蛋白をつくりだすが、時計遺伝子からつくられた時計蛋白が一定量に達すると、細胞が働きかけてそれを抑制する（ネガティブフィードバック）。

◇コアループは、時計遺伝子の連携にわずかな時間の遅れを設定。ネガティブフィードバックとともに規則正しい生体リズムを生み出している。

◇万葉集は仁徳天皇の御代から約四〇〇年にわたる、四五四〇首の歌を集めたもの。寒冷期と温暖期という気候変動があり、政治の混迷、自然災害などに翻弄された時代に歌われた歌が多い。歌の内容から、霊魂や精霊の存在が信じられていた様子がわかる。

◇臨死体験とは、死の瀬戸際にある人が見る深遠で霊的な経験のこと。ロング博士の、NDERF の調査結果報告のまとめによると……「自分の意識が肉体から離れる（体外離脱）のを体験する」「ありえないほどに敏感な、意識・覚醒レベルの上昇を体験する」「言葉では説明できないほどに強い、幸福感を感じる」「人が、トンネルに入る」「神秘的なつよい光に遭遇する」「亡くなった親類など、とても大切だった人にめぐり会う」「時空の変化を感じる」「現在・過去・未来が同時に起こっているように感じる」「生まれてから死ぬまでのすべての瞬間が、走馬灯のように巡る」「この世とは違う、別の世界（あるいは、時空）に行ったように感じる」「特別な知識に出合い、宇宙のすべての秘密がわかったような気持ちになる」「ある境界線を自覚し、そこに来たことを感じる」「もとのからだに戻るか戻らないか、その選択を迫られる」などを体験している。

◇宮沢賢治は山歩きや散歩を好み、自然に不思議な世界と同調し、その世界を多くの作品に著わしていった。様々な作品にスピリチュアルな世界を読むことができる。名作『銀河鉄道の夜』には、ロング博士の死後の世界の特徴と非常によく似た描写や設定がたくさん出てくる。

◇ランセットという英国の権威ある医学雑誌で、臨死体験の多くは、心臓が止まったときに起きることが多いという報告がある。また、その二〇〜三〇％の人に、臨死体験の経験があったという。

第6章

こころはなぜ、いつ生まれたのか？

地球に棲む生物で、時計を持たない生物はいません。地球で生きていくには、時を刻む仕組みを身につけることが必須の条件だからです。人も同様です。約七〇〇万年前に地球上に誕生した人類は、次々と数多くの新しい環境に挑戦し、それを克服して、地球を征服していきました。その都度、人は、体内時計の仕組みを改善することで、新しい環境に順応し、適応して行ったようです。この章では、新しい環境への人類の挑戦の歩みを、体内時計の視点から眺めて見たいと思います。

〈1〉人類の誕生、進化と、出アフリカの試み

人類の誕生

地球上の生命には共通する遺伝子があります。遺伝子は、ある確率で変化（突然変異）し、それが生物の進化をもたらしてきました。

ミトコンドリアという細胞内の小器官にある遺伝子は、母親からのものだけが子孫に受け継が

れていきます。そのため、集団間の遺伝的な近縁性をみるにはとても都合がよい遺伝子です。たとえば、近縁の種であれば、二つの種が共通の祖先から分岐して、どのくらいの時間が経過しているかを調べることができます。この分析方法を用いて、人類誕生の時期が解析されています。

人類はアフリカに誕生し、約七〇〇万年前に、二本足で立って歩き始めました。ホモ・エレクトスと呼ばれている最初の人類です。ホモ・エレクトスの脳は、やっと六〇〇ccに達する程度の大きさでした。小さな脳で、一五〇万年前、果敢にも出アフリカを試みますが、失敗し、滅亡してしまいます。

私たちの祖先、ホモ・サピエンスが誕生したのは、今から一六万年前でした。ホモ・エレクトスが原人と呼ばれたのに比べ、新人と呼ばれるだけあって、ホモ・サピエンスの脳は、現代人の一四〇〇ccに近い、一二〇〇ccに達していました。一〇万年前、アフリカに生まれた新人は、再び出アフリカを試みます。そして全世界に拡散していきました。

人類の出産

ゴリラは、ヒト科に属する類人猿です。ゴリラの寿命は長くて六〇歳くらいですが、死ぬ数年前まで子どもを産み続けます。産めなくなったときが寿命というわけです。一方、人は五〇歳前後で閉経を迎え、子どもを産めなくなっても、二〇年や三〇年は生き続けます。なぜなのでしょう。

京都大学総長の山極寿一博士は、「人間は閉経を前倒しして、早く子どもを産むのをやめてしまった」と考えています。人はこのようにして、閉経後、孫の面倒をみて暮らすという余裕をつくりました。これが所謂、〝おばあちゃん仮説〟です。

類人猿のお産は、わずか数秒から数分で終わります。一方、人は、陣痛が起こってから出産まで何時間もかかります。難産です。一人では産めずに、助産師や医師の力が必要です。命を落とすことさえあります。出産を助けるためには、孫たちの世話をするおばあちゃんが必要でした。

人だけがなぜ、難産なのでしょう？

その謎を解く鍵は、人類誕生の歴史にあります。人類が直立二足歩行を獲得した時期と、脳が大きくなった時期との間に、長い隔たりがあったからです。私たちの祖先ではありませんが、人類は、約七〇〇万年前に、二本足で立って歩き始めました。歩き始めたものの、脳はすぐには大きくならず、その後五〇〇万年もの間は、ゴリラ並みの五〇〇㏄をこえませんでした。二〇〇万年前になってやっと六〇〇㏄に達した程度です。

二〇〇万年前、人の脳が大きくなろうとしたとき、骨盤の形はすでに、直立二足歩行に適した形に変わっていました。上半身や内臓を支えるお皿状の骨盤に変化し、産道が小さく制限されてしまったのです。

ゴリラの赤ん坊の脳は二五〇cc。一方、人の赤ん坊の脳は三五〇ccです。難産の理由は、直立二足歩行に適した骨盤で、脳の大きな子どもを産もうとしたことにあったのです。

脳の成長

誕生後も、人の脳の成長の速度は、ゴリラとは違います。

ゴリラの脳は生まれてから四年のうちに二倍になって、大人の脳の五〇〇ccに達します。一方、人の脳は三五〇ccで生まれ、一年の間に二倍になり、五歳で成人の脳の九〇%にまで成長し、それから速度を緩めて一二〜一六歳で完成していきます。人の脳は、三つの成長の段階を経て、一四〇〇ccまで大きくなっていきます。

五歳を過ぎても脳の成長を続けるために、人は体の成長を犠牲にしています。成長期の子どもは、摂取エネルギーの半分以上（〜八五%）を、脳の成長のために費やしているからです。脳が十分に成長するまで、人の体はごくゆっくりとしか成長しません。例えば、ゴリラの赤ん坊は一・八kgの小さな体で生まれ、五歳で五〇kgに成長します。一方、人は、おおよそ三kgで誕生し、五歳になっても二〇kgを超えません。大きな脳をつくり上げるために、体の成長に使うエネルギーを回しているのです。

〈2〉出アフリカを試みるための成長と適応

出アフリカ

七万四千年前、スマトラ島のトバ火山が大噴火しました。大気中に巻き上げられた大量の火山灰が日光を遮断し、地球の気温は平均五℃も低下したと言われています。その後も気候は断続的に寒冷化し、約七万年前に地球は氷河期（ヴュルム氷期）へと突入していきました。

氷河期は約六万年間続き、寒冷化とともに乾燥した気候は、アフリカの森林帯をみるみるうちに破壊していきました。居住と食料の場を失った私たちの祖先、ホモ・サピエンスは、約六万年前、アフリカを出ることを決意します。厳しい生活環境から逃れるため活路をもとめて世界へと出て行きました。

海水面は今より二〇〇メートルは低く、カナダからヨーロッパの北半分は氷河に覆われ、大地は陸続きになっていました。紅海をこえアラビア半島に渡り、西アジアを経て、南シナ海（スンダランド）へと移動しました。約四万年前にはヨーロッパにも移り、白人の祖先になり、オーストラリアに移動した人類は、先住民族アボリジニーの祖先になりました。

さらに大移動を続け、約三万年前にシベリアと日本列島に到達し、約一万五千年前に、アリューシャン列島を経て北米に移動しました。そして約一万二千年前には、南米に到達しました。

氷河期が終わるとともに地球は温暖化し、氷が解け海水面が上昇しました。それまで陸続きだった大地は海で分断され、世界の各地に移動した人の祖先は、そこで独自の文明と文化を花咲かせて行きます。

出アフリカを決行したときの人（ホモ・サピエンス）の脳は、一二〇〇ccくらいと推定されています。現代人の脳の平均が一四〇〇ccですので、ほぼ同程度の脳を、すでに獲得していたことになります。一方、一五〇万年前、果敢にも出アフリカを試みた、ホモ・エレクトスの脳は六〇〇cc程度でした。新しい環境に十分には適応できずに絶滅した理由は、人の生命力を統括する体内時計の働きが、まだ十分ではなかったからではないかと推測されます。薄暗い洞窟に棲み生き抜いていくためには、外敵や厳しい環境から身を守るための予知の能力が必要でした。正確に朝を予知し、的確に環境の変化を予測する体内時計の働きは未熟でした。精神生活をつかさどる前頭葉の発達が悪かったことから、なかでも、こころとこころの時計の発達が十分でなかったと推測されます。そのため仲間との連携が不十分でした。ホモ・エレクトスが出アフリカに失敗したのは、体内時計とこころの時計が未成熟であったことが、大きな原因だったと推測されます。

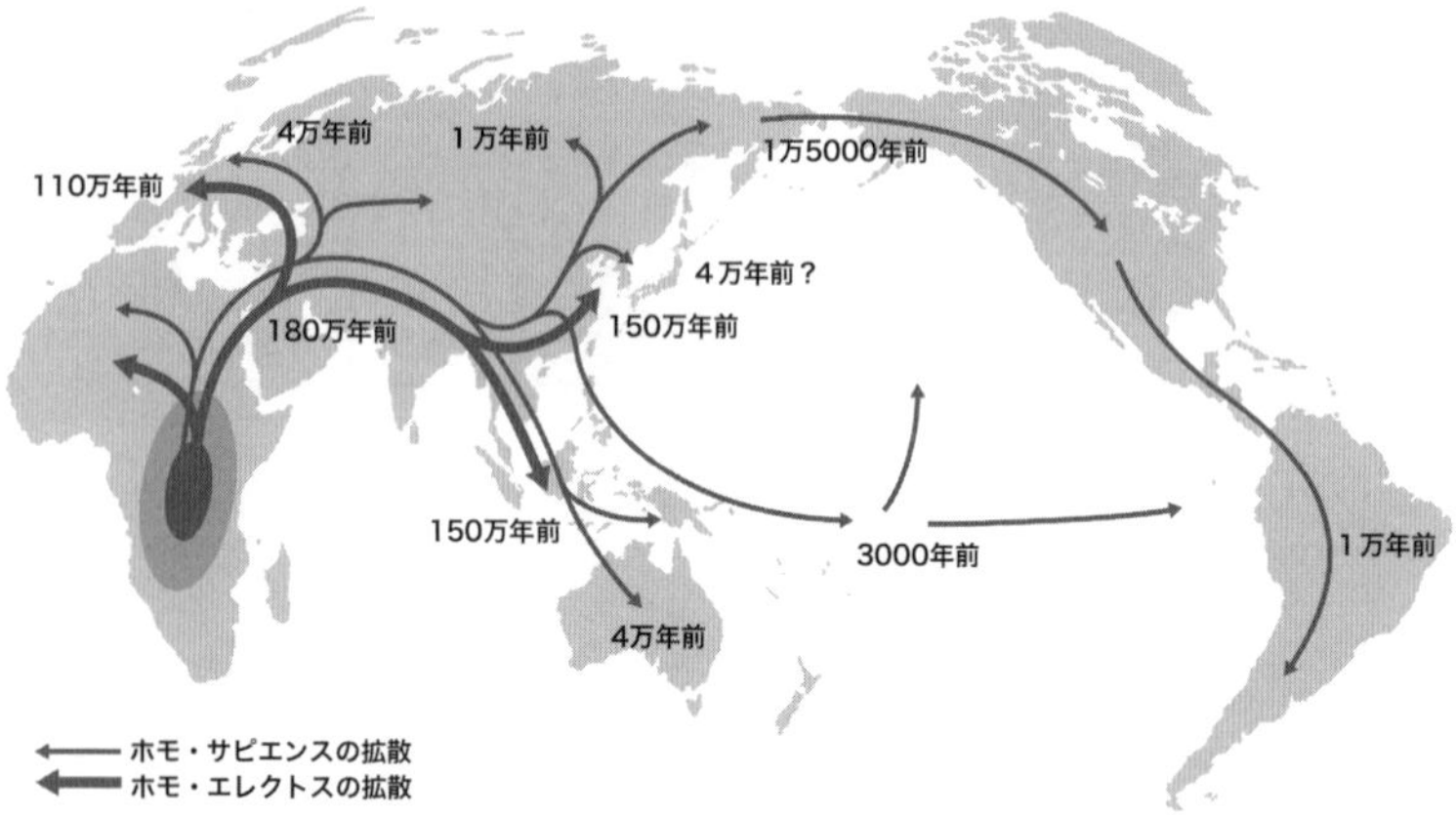

図9　ホモ・エレクトスとホモ・サピエンスの出アフリカの図。

脳の進化とこころの発達

肉食などの栄養価の高い食物が摂れるようになったことで、私たちの祖先は脳を大きくし、効率よく狩りをするための予測や、想像といった知性の発達をもたらしました。その頃の人類は、長い間、捕食者ではなくてむしろ被食者でした。捕食されることを回避することが、知能を発達させたのかもしれません。大きくなった脳は、洞窟の中や夜の暗闇に対する恐怖とか、幽霊のようなものへの恐怖の心を芽生えさせました。また共同生活が始まるとともに、相手の心を読み、複雑な人間関係を理解する必要が生まれてきました。群れが大きければ大きいほど、個人関係が複雑になり、協力することの必要性や、騙し騙されることの経験を重ね、こころの理論を構築していったとも推察されます。

太陽や月の運行で、時を知ることだけでは、十分ではありませんでした。そこで人は、こころの時計を創出しました。こころの時計を駆使して、彼らは二時間後を予測したり、あるいは明朝、夜明け前に目を覚ますこと等、効率よく生きていくための手立てを身につけていきました。被食者としての恐怖を紛らわすために、楽しい夢を見たり、いやな時間を速く過ぎ去るようにするために、時間の流れの感覚を速くしたり遅くしたりする術を身につけました。このようにして人は、言葉を覚え、距離感や時間感覚などの物理的事象を、こころを使って直観的に理解することができるようになっていったのです。

ホモ・サピエンスは、文明／文化を飛躍的に発展させたことが史実に刻まれています。思考し、発想力豊かに計画を立て、それを実行する。居住空間を整備し衣類を作り、罠として大きな穴を掘ったり、動物を崖に追い詰めたり、いろいろと高度な狩猟技術を編み出しています。死者を丁寧に埋葬することも生活の一端だったようです。ホモ・サピエンスが創出した、こころと智恵の「ビッグバン」の有り様が、洞窟壁画に描かれています。

〈3〉高所環境への挑戦　高所に住むための適応と習熟

アフリカに誕生し、世界を制覇した人類は、次に、チベットなどの峻険な高所に、居住空間を求め、居住の地を広げていきました。

そこに棲むことにどのようなメリットがあったのでしょう。生態学的特性を活かすことに、何か有利なものがあったのでしょうか？　平地における人口圧力の増加が、その一因であったことが想像されます。とは言え、人口密度が過疎であるとは言うものの、そこは空気が薄く、寒冷がいっそう厳しい新世界でした。順応し、習熟することが必要でした。あるいは、住む環境としては寒すぎるものの、気温が低いことが、疫病からいのちを守るためには有利であったからかもしれません。

ともかくも、人はそこに棲みつき、世代を超えて、適応していきました。

私は二〇〇一年からヒマラヤの麓、ラダックを訪れ、そこに住む人々の健康調査を行ってきました。中心都市のレーとその辺境四一集落（標高三三〇〇m～四五九〇m）の地域住民九四六名（一三歳～九二歳、女性四九三名）の訪問検診を実施することができました。

ラダックは高所であるため大気圧が低く、低酸素です。人々は慢性的な低酸素血症に悩まされています。昼夜あるいは夏と冬の温度差が大きく、電気の普及も十分ではありません。上水・下水の設備が不十分で、衛生状態がわるく、伝統医学に基づいた独自の生薬による治療が行われています。

そこに住む人々は、心筋梗塞や不整脈、脳梗塞などの疾病に悩まされているに違いない。なんとか力になりたい。そのように確信し、思いあがった気持ちでその地を訪れました。ところが診療をしてみて驚きました。ラダックには生活習慣病はほとんどなかったのです。狭心症や脳梗塞の発症もごくわずかでした。日本や欧米の人々を悩ませている、心房細動という重大な不整脈は、一例もみられませんでした。ラダックに住む人々は、なぜこれほどに健康なのでしょう？

そして（こんな過酷な環境に棲んで）幸せですか？と尋ねると、何をくだらないことを聞くという顔をして、回答してくれました。ほとんどの人が〝たいへん〟幸福だと答えたのです。その環境に満足し、誇りに思っているようでした。なぜなのでしょう？　その理由は明解でした。その背景には、みごとに創出されたラダック特有の生体リズムがあったのです。

平地よりも明瞭な生体リズム

四五〇〇ｍの高所、コルゾク地域に住む住民の生活活動リズムを調査することができました。その地で商店を経営しているご老人には、そして遊牧民の老人にも、明瞭な二四・〇時間のサーカディアンリズムが抽出されたのです。東京の人々の生活リズムには、二四・〇時間のリズムが記録されることはほとんどありません。二三時間周期であったり、二七時間周期であったりバラバラです。そのリズム性もさほど明瞭ではありません。リズム性を示す数理的スペクトルのパワーは、圧倒的にラダックの人々が強大でした。なぜこれほどにみごとな二四時間リズムを持っているのでしょう？

ラダックに住む人々のサーカディアンリズムは、日本人よりも明瞭でした。その理由は、人々が自然とともに暮らしていることにあるように思います。日中の日射しは、平地に比べて太陽に近い分だけ強く、そして明るいのが特徴です。集落は小さく、となりの集落まではかなりの距離ですが、バスも電車もないため人々は歩いて行き来します。明るい日差しを浴びながら歩くことで、住民は体内時計の針を繰り返し正しい時刻に調節していることが、その理由の一つだと思います。

電力の普及が遅れていることも、生体リズムを維持するためには有効です。夜は、音ひとつない深い暗闇になります。その闇黒の中で、ラダックの人々は、喧騒に悩まされることもなく、深い眠りにつきます。暗闇が深いほど眠りのホルモン、メラトニンが、十分に分泌されるからです。自然が創りだす環境が、質の高い深い眠りをもたらし、適切な睡眠覚醒リズムをつくりだしている。これが二つめの理由です。

高所であるため酸素が薄いという環境も、明瞭なリズムをつくりだす理由の一つでした。酸素が薄いことで自律神経系は刺激され、昼間、交感神経の活動が高まります。一方、夜の睡眠は漆黒の闇に誘われて深く、夜間、副交感神経の活動も十二分に高まります。このように高所であるという特殊な自然環境に賦活され、自律神経のリズムは大きく増幅され、昼夜のメリハリが利いた明瞭な生体リズムを示しています。昼間の過度とも言えるほどの強い交感神経活動の亢進と、夜間の深い睡眠に伴う副交感神経活動の賦活。これが、ラダックに住む人々にみられた明瞭なサーカディアンリズムの源でした。

空気の気圧は低く、薄い酸素のため、早く歩くのは一苦労です。冬季には必ず訪れる厳しい寒さ、夏季の強烈な紫外線。そして電気の発達が不十分で、上水下水の設備が整っていないという不十分な衛生環境。そのような状況にもかかわらず、四五〇〇mという高所に住む人々は卓越した体内時計を造りだしていました。過酷な風土と環境に順応し、習熟しつつ、長い歳月をかけて適応し、住みやすい内部環境を構築していたのです。

高所低酸素環境での体内時計

生体リズムは加齢とともに時を刻む仕組みがこわれていくのがふつうです。しかし、ラダックに住む人々には七〇歳を超える高齢住民でも、みごとなサーカディアンリズムが維持されていました。遊牧の民として一定の場所には定住しない遊牧民のご老人においても、みごとなサーカディアンリズムが観察されていました。高所における生体リズムの仕組みには、何か、特別な仕掛けがあるのでしょうか？

高所に住む人々のリズムが、これほどに明瞭な背景には、高所に特有な時計の仕掛けがあるに

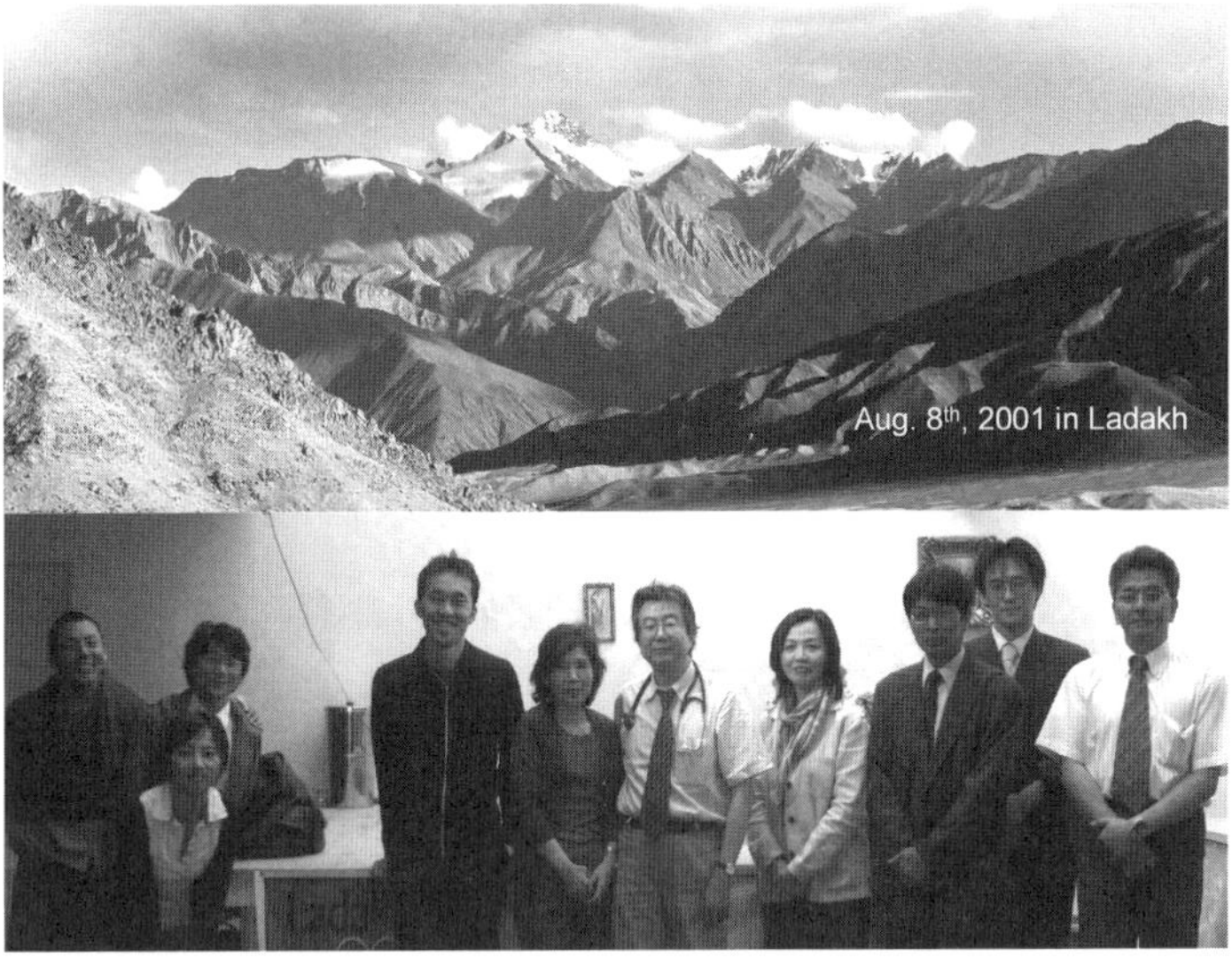

図10　ヒマラヤ連山の麓、高所ラダックへのフィールド医学調査
（右から5人目が著者）。

違いありません。すでに多くの研究者が注目してきました。二つの時計蛋白が非常に重要な役割を果たしていたのです。

一つは、ヒフ（ＨＩＦ）という名の遺伝子でした。低酸素誘導性因子（Hypoxia Inducible Factor）の頭文字をとって、ヒフ遺伝子と呼ばれています。その名のとおり酸素が少ないときに現れてきます。酸素が薄い環境でも効率よく暮らせるように、いくつもの特殊な仕組みをつくりだしていました。

たとえば、血管を保護し、新しい血管をつくります。そこには血液が流れて血流量が増え、少しでも多くの酸素を送り込みます。あるいはエリスロポエチンという赤血球をどんどん増やすホルモンを多量に産生することで、低酸素環境を改善していくのです。

高所に住む人々は、ヒフを時計遺伝子の一員に加えることで、低酸素環境を改善しつつ、見事な生体リズムをつくりだしていました。

もう一つ、デック（ＤＥＣ）という時計遺伝子が働いていました。デックはヒフがつくりだすサーカデイアンリズムを、いっそう強力なものにするという役割を担当していました。この二つの仕組みが、平地では見られないほどの強力なサーカディアンリズムをつくりだしていたのです。

体内時計は、常に時を意識し、時の流れを読み、環境の変化を予知して、その変化に対応すべく身体の調子を整えています。病気にならないように、前もって自律神経やホルモン、あるいは免疫系の活動を調整し、やがて訪れる環境の変化に応答していきます。健やかに健康を維持していくには、なんとも心強い味方です。

体内時計は、私たちが身につけている数多くの仕組みの中で、唯一、未来を予知するための装置です。高所では空気が薄く、からだの中の低酸素環境は時々刻々大きく変動しています。寒暖をはじめとする気象の変化も、平地とは比べ物にならないほど大きいのが特徴です。このような不安定な環境の下では、体内時計が果たす役割はきわめて重大です。平地に住む人々よりも、いっそう鋭敏にセンサーを研ぎすまし、環境の変化を予知し、対応していかなければなりません。それゆえ高所低酸素という環境に住む人々が、体内時計に独自の工夫を施し、新しい仕組みを身につけてきたことは、然るべき適応の姿であると認識されます。

宇宙のリズムを生命《いのち》の中に凝縮した高所人

さて、高所という特殊な低酸素環境のことを、もういちど考えてみましょう。

空気が薄いというだけではなく、大気圧が低く、それは大きく変動しています。気温も、時々刻々、大きく変化します。三五〇〇～四五〇〇mの高所は、一日のうちに夏と冬があると比喩されるほど、昼夜の変化が大きいのが特徴です。紫外線をはじめとする、宇宙からの放射線等の影響も甚大です。

ここに住む人々は、低酸素という環境とともに、気圧・気温・紫外線などから強烈な影響を受けつつ、ヒフ（ＨＩＦ）とデック（ＤＥＣ）を応用した独自の体内時計を最大限に活用し、高所環境に見合った生体リズムをつくりだしていました。過酷な環境に直接的に影響されつつ、人々は自律神経やホルモンなどの調節系を駆使し、それをフルに活性化して、サーカディアンリズムにメリハリをつけ、振幅の大きな明瞭なリズム性を演出していたのです。

人をはじめとする地球上の生命は、生命の質の向上を図るべく、宇宙のリズムをからだの中にコピーしました。それが体内時計です。高所に住む人々は、言わば生命発祥の原点とでも言えるような環境のもとで生活し、大自然の明暗環境や寒暖周期に一体化して日々を送っています。平地に住む私たちよりも明瞭な、昼夜の差が大きいサーカディアンリズムを創出している理由がそこにあります。パワフルな生体リズムを応用することにより、苛酷な環境の訪れを予知し、健康維持に立ち向かっていたのです。人々の闘いの姿が、この独自の生体リズムの中に、映し出されているように思われます。

この項（章）では、「時間」というキーワードで、健康論を展開してきました。時空を超える過酷な環境ラダックに住む人々は、著者らの予想を超えてすこぶる健康でした。

への挑戦。その報酬としてラダックの人々は、平地とは異なる体内時計を身につけ、有効に活用していました。その優れた体内時計こそが、ラダックの人々の健康の源でした。

ラダックに住む人々の時の流れは、老若男女を問わず、平地に住む日本人とは明らかに異なっていました。

「ラダックでは、人々はゆっくりと歩き、そして時間《とき》もゆっくりと流れている」というかたちで、地域に見合った生活スタイルを獲得していました。

苛酷な自然環境と生活環境に順応し、習熟し、世代を超えて適応していました。風土馴化の歴史が目に浮かぶようです。

〈4〉亜北極圏に棲むために試みた人類の秘策

人類は、世界をほぼ制覇した後、次に豪雪の冬を迎える亜北極圏に、居住空間を広げていきました。そこは夏に太陽が沈まず（白夜）、冬には太陽が昇らない（日光を浴びることのない、極夜）、厳しい新世界でした。明暗の二四時間リズムが限られた季節にしか現われない訳ですから、数十億年をかけて適応し身につけてきた生体リズムを補正し、体内に新しいリズム環境を修復することが必要でした。

一九九八年、私は、ノルウェーのアルタとトロムソの科学者とともに、そこに住む人々の生態と健康の調査を始めました。天空にオーロラが舞う、オーロラ銀座とも呼ばれる美しい町でした。そこに住む人々の健康度を七日間連続して調査し、そのときの日照条件と、その地の地球磁場の変化を観察しました。

そこに住む人々は、地磁気の変化を受容しながら、地磁気とともに生活を送っていました。

磁気を感知する生物

地球はN極とS極を持った磁石です。地球はこの磁力を利用して地球磁場を造り、薄いベールで地球を覆っています。このベールは、地磁気のカーテンとも呼ばれ、空気のベールとともに、二枚の薄いベールで地球をとりまき、太陽から吹きつける太陽風や、宇宙の果てから飛来する高エネルギーの宇宙線から、地球に棲む人の生命《いのち》を護《まも》っています。あたかも人や生物を護る防御服のようなものです。このおかげで人は、脳や遺伝子が守られています。空気がなければ生きていけないのと同じように、地球にそれがないと人や生物は生きていくことはできないのです。

渡り鳥、ミツバチ、ヤモリやイモリなどの地球に棲む生物は、地球が大きな磁石であることを巧みに利用して、日々の生活を営んでいます。磁気を感知する仕組み（磁気受容機構）を備え、それを用いて地球磁場の変化を感知します。敵が近づくのを察知したり、あるいは遠方への渡りを可能にしています。彼らにとって磁気を受容することは、地球の上で安全な日常生活を送るために、なくてはならない仕組みなのです。

人が磁気を感知できない理由

地球に棲む生物のほとんどが磁気受容機構を備えているのに、人にだけそれがありません。なぜなのでしょう？

人は大きな脳を獲得し、人間時代を築きあげました。人はそれゆえ、他の生物には無い、際立った能力を持っています。智恵を生み、文明と文化をもたらしました。しかし、そのために人は、大きな犠牲を払ってきました。摂取した栄養分の大半は、脳の活動のために使われてしまいます。エネルギー効率を十分上げることが必要でした。それには十分な酸素を送り込まなければなりません。

人は、脳の中に緻密な血管網を構築しました。そして、鉄に酸素を結合させ、鉄をたっぷりと含んだ血液を、くまなく脳の中を循環させるという仕組みをつくりあげました。言い換えれば、脳組織の中にある無数の細胞は、ひとときも欠かすことなく、鉄と酸素にとりまかれて生きているのです。

磁石につよくひきつけられる鉄が大量に、常に脳の中を廻っているわけですから、人は地磁気を上手に利用するには、それなりの工夫が必要です。他の生物よりもいっそう緻密に磁気を感知する仕組みをつくり上げることが求められます。

進化の過程で、磁気受容の仕組みをつくり上げるべく、繰り返し試行錯誤したに違いありません。しかし、それは余りにも煩雑で、難解でした。しくじりを繰り返した後、結局、人はそれをやめ、感知せずに生きていく道を選択したのではないでしょうか。

そのことの是非は、新しい環境へのさらなる挑戦の場で、これから確かめられていくことになります。

地磁気を感知する時計遺伝子

最近、人にも地磁気を受容する仕組みがあったことが明らかにされました。

渡り鳥やウミガメは、地磁気の磁場を頼りに渡りをします。このように多くの生物は地磁気を感じることができます。しかし、これまで人には、このような磁気を感じる能力はないとされてきました。二〇一一年に米国マサチューセッツ大学のラパート博士らによって、人も地磁気を感受していることが確認されました。人の時計遺伝子クライ（クリプトクロムの略称）がその働きを担っているとの報告でした。

一九八〇年頃、マンチェスター大学のベイカー博士らは、人の行動と磁気との関係を研究し、人も磁気を感知しているはずだと主張しました。長年をかけて多くの人々を対象として調査した臨床研究でした。今でも、マンチェスター研究としてよく知られています。しかし、その後、その追跡研究では、どの研究者もベイカー博士の成果を確認することができませんでした。以来、「人も磁場を感じることができる」との仮説は、忘れ去られていました。しかし二〇一一年になって、新しい発見がありました。人は目の網膜でそれを感知し、視空間の認識にそれを応用していることが明らかにされたのです。

人の時計遺伝子クライは、太陽光の青色を感知する受容器、クリプトクロムから進化したものです。そもそも時計遺伝子クライとは、青の光を感知するフラビン蛋白です。クライだけでは磁場を感じることはできません。それは太陽光の助けを借りて地磁気の変化を感知していました。

磁場が発生したときに太陽光を浴びると、フリーラジカルという過激分子が発生します。目の網膜にある時計遺伝子クライが、それを感知していました。ラパート博士は、人は誰でも、網膜ではそれを正しく感知しているけれども、それを脳に伝えるシステムに問題があって、磁場を感じることができないのだろうと考えました。進化の過程で、網膜から脳までの連絡路が途絶えてしまったか、脳の神経細胞がそれに応答できないほどに退化してしまったからなのでしょう。人が、磁場を感じることができない理由は、それでした。

亜北極圏に住む人々は磁気を感じる？

本当に人には、磁気を感知する仕組みがないのでしょうか？

それを知りたくて、ノルウェーにある亜北極圏に位置する、アルタとトロムソという二つの町を訪れました。

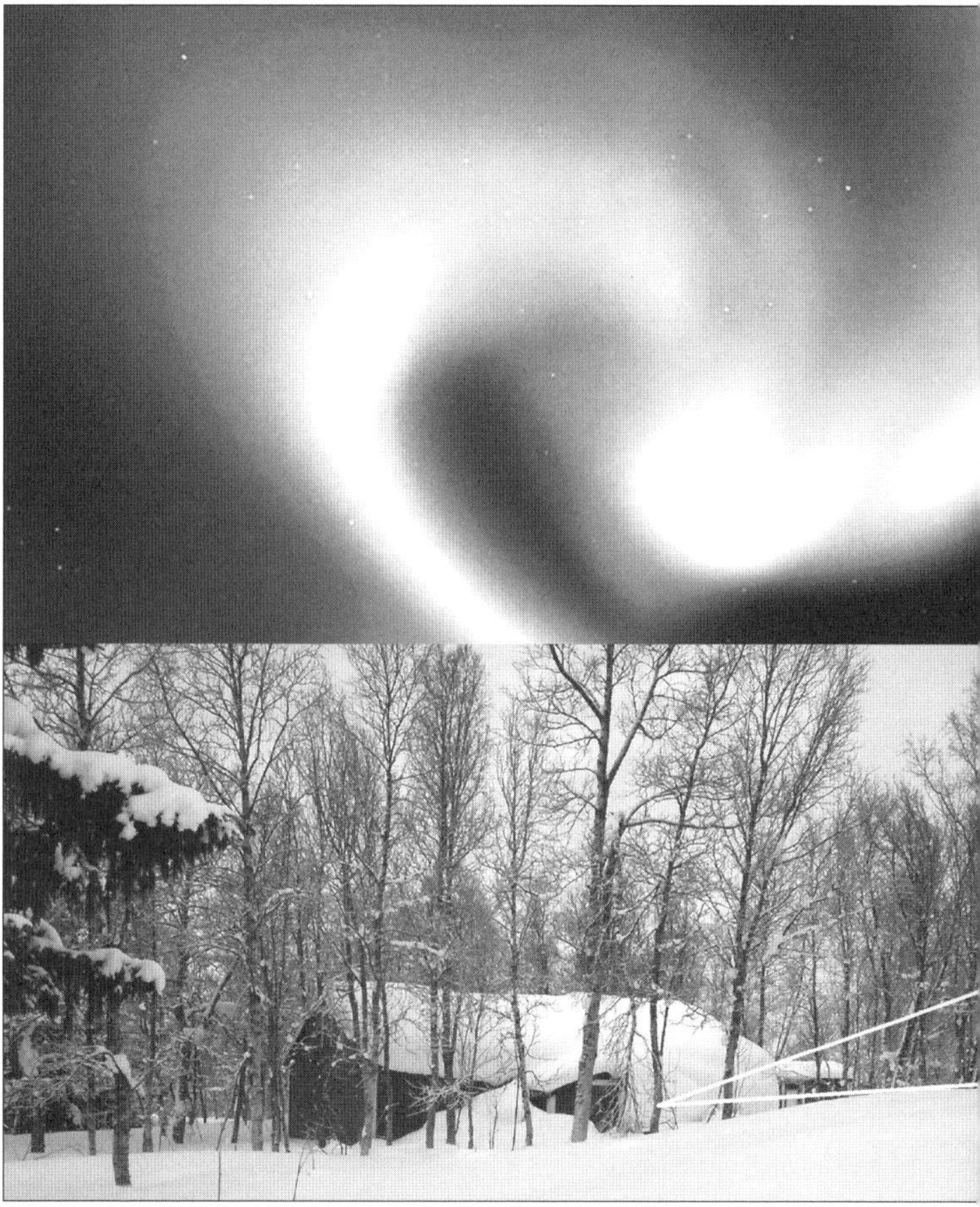

図11　フィールド医学調査を実施した亜北極圏の町アルタの隣町、
トロムソでの地磁気観測。

極に近いこの地域では、夏は太陽が沈むことはなく（白夜）、冬は太陽光を浴びることのない（極夜）といった、明暗の二四時間リズムがない季節が繰り返されます。それはさまざまな生体リズムの乱れをもたらし、いろいろな病気をひき起こします。よく知られているのが、季節性うつ病です。太陽が昇らない冬に、決まってうつ病に罹ってしまうというものです。

この地域に住む人々には、生体リズムはないのでしょうか。それとも何か特別の工夫をこらしているのでしょうか。その可能性を探ってみました。

この町は、天空にオーロラが舞う、美しい町です。オーロラとは、太陽から飛んでくる電気を帯びた大量の粒子（太陽風といいます）が、地球を取り囲む薄い地磁場のカーテンを揺り動かし、そのときに発生するエネルギーが、光となって輝いたものです。地磁気のリズムの攪乱（いわゆる磁気嵐）は、地球の磁場の極（S極とN極）を取り巻く地域でしか見ることができません。

オーロラが舞うほどの擾乱でなくとも、そこでは地磁気は時々刻々、揺らいでいます。そのため亜北極圏に住む人々は、毎日、継続して地球磁場の変化を受けつつ、生活しているのです。人々は、そのような環境に風土馴化し、それを感知していてもなんの不思議もありません。

こころのゆらぎを、繊細に映しだすことができる観測器をもちいて、七日間連続して地磁気と人の対話を計測しました。予想した通りでした。そこに住む人は地磁気の変化を、精確に受容していました。天空に美しいオーロラが舞い、地磁気が大きく擾乱したとき、人々の自律神経や、ホルモンの働きは、即座に応答し、そのつど人は頻脈になり、ある人は重症の不整脈発作さへ誘導されていました。

極に住む人には、磁気を受容する能力が備わっているとの予想は、的中しました、予期せぬ事実に驚きました。それは人に悪さをしていたのです。

オーロラは、もともとローマ神話に登場する女神の名前です。オーロラを目にして、人は、「これほど美しく、不思議なものがこの世にあるとは……」と、だれもがその神々しい神秘に圧倒されることでしょう。しかしそのとき人は、オーロラに姿を変えた魔女に、誑かされていたのです。

私は、大自然のベールに覆われた、自然と人の繋がりの、秘密の端が、垣間見られた思いで、納得しました。

人が磁気を受容する仕組み

生物には、少なくとも二通りの磁気受容の仕組みがあります。一つは、サケやマスが身につけている方法で、磁気鉱をセンサーとして用いるものです。嗅板にある磁気鉱結晶がそれに相当し、その構造までもが明らかにされています。もう一つは、磁気を感受したときに発生する、化学反応を利用して感知するという仕組みです。両生類や哺乳類が用いている方法で、これには光の助けが必要です。その装置の在り処は、鳥類では松果体、ラットでは中脳だと言われています。

ノルウェーの人々での研究結果から、人も地磁気を受容していることが示唆されました。少なくとも亜北極圏に住む若い人は、地磁気の変化を受容し、変化量依存性に自律神経等の調節系が応答しているようです。太陽が昇り、約二四時間のリズムで光の量が変化する、春と秋にその応答が大きかったからです。人にも、動物と同じように、磁気を受容する仕組みがあり、光の力を借りてその反応を増幅していました。

私たちのこのノルウェー研究から、もう一つのことがわかりました。人の磁気受容の仕組みには、周波数応答があったのです。すごくゆっくりと震える磁場の波（超低周波電磁場の変動）だけに、人は反応していました。そして人は、数時間から十数時間の周期でゆっくりと振動するタイプの調節系すなわち、ホルモン調整系と連関する自律神経系だけが、それを受容していました。

人の第六感

私たちのこの研究は、人にも動物と同じように、磁気を受容する仕組みが備わっていることを表しています。それでは、何故、多くの人はそれができないのでしょう？

磁気を感じることができる人もいるようです。いわゆる第六感と言われる感覚です。

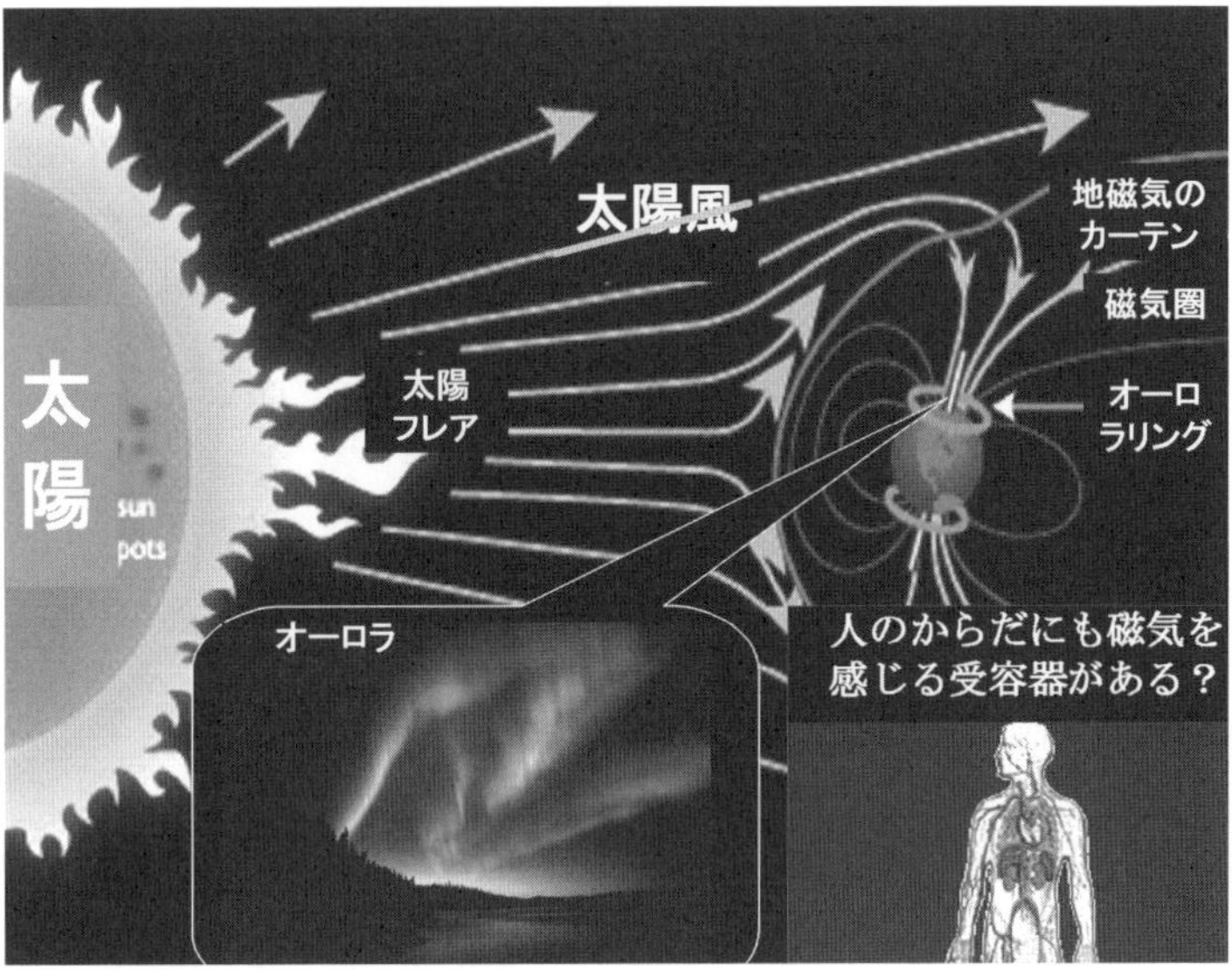

図12　磁気を受容している亜北極圏の人々
亜北極圏に住む人々は地磁気の変化を感知していました。天空にオーロラが舞うとき、人々の自律神経は応答し、脈拍が速くなり、ある人は不整脈さえ誘発されていました。

その正体がやっと今、少しずつですが科学になってきたように思います。

老子は、『老子（道徳経）第十四章』の冒頭の言葉で、実体を体得するときの要領を、言葉の巧みな言い回しで次のように訓えています。「色なき色をじっと見つめたとき、声なき声にじっと耳を澄ませたとき、形なき形をじっと見据えたとき、ものの形を見、実体を把むことができる」。人間が本来どのような存在であるのか？　人間のあらゆる感覚を超越した存在として、からだで感じることこそ肝要である。これが老子の教えです。

サーカディアンリズムが、光（可視光線）のリズムを生命の中に刻印したリズムであるとすれば、地磁気を感じる仕組みこそ、「感覚を超越した存在として、からだで感じる」、言わば人にも在る第六感ではないでしょうか。

このような視点から、私は、生老病死と太陽と地球のリズムとの関連を、探し求めてきました。予期した通りでした。必ずしも光のリズムとは関係のない、しかし宇宙の振る舞いとは強く関連するリズムが、いくつもみいだされました。三日坊主のリズムや、約一週間のリズム、あるいは心臓突然死にみられる約一・三年のリズム等、予想すらしなかった、いろいろなリズムが発見されました。太陽の光や月の明かりのリズムとは、別のリズムという意味で、私たちはこのリズムのことを、「ノン・フォーティッククリズム」と呼んでいます。

亜北極圏に住んでいる人は、地磁気の変動を、鋭敏に感じとっていました。地磁気の変動量が大きかったときほど、人のからだの応答も大きく揺らいでいました。このような応答の仕方は、それを感知する受容器がないと説明できません。人にも、地磁気を察知する仕組みが備わっているのです。しかし、普段は隠し持っているだけで使っていない。それが真実のようです。

人にある、いわゆる第六感のような感覚。その正体が、少しずつですがやっと、科学的に明らかにされてきました。生命科学のこれからの重要な研究課題です。

〈5〉眠らない街に住むことの弊害と適応

自然と宇宙のリズムに適応して、数十億年をかけて獲得した生体リズムですが、エジソンが発明した白熱電燈が昼夜の明暗リズムを壊してしまいました。そして二一世紀に、ＬＥＤが発明されたことで、大都会はさらに眠らない街になってしまいました。あるいは交替制勤務が当たり前のようになり、日本に住む人の多くは、昼夜が逆転した社会生活という不規則な生活リズムで暮らしています。そのため高度文明社会に暮らす人々の生体リズムは、大きく乱れてしまいました。

生体リズムを完成させることで、人間時代を築いた人類ですが、今、人は大きな危機の局面を迎えていると言えます。生体リズムは、今では、人が生きていくために、必ずしも必要な武器ではなくなってしまったのでしょうか？

今、人はサーカディアンリズムの効用を、素直に受け入れることが難しくなってしまいました。現代社会は、人類が長年をかけて獲得した生体リズムを壊そうとしています。

文明社会という新しい環境に、どのように適応していけばよいのでしょう。一緒に考えていくことが大切だと思います。

眠らない社会がつくりだす生体リズムの不調

照明やテレビなど電気製品の普及とともに次第に夜型化し、眠っているはずの時間帯が、起きている時間帯に変わりました

五人に二人が深夜業に従事し、昼夜逆転の生活を余儀なくされています。深夜業務についていない人でも、不規則な生活が原因で、生活リズムは大きく乱れています。

夜遅くまで、明るい電気照明の下での長時間労働は、人類が長年をかけて獲得した生体リズムを壊そうとしています。

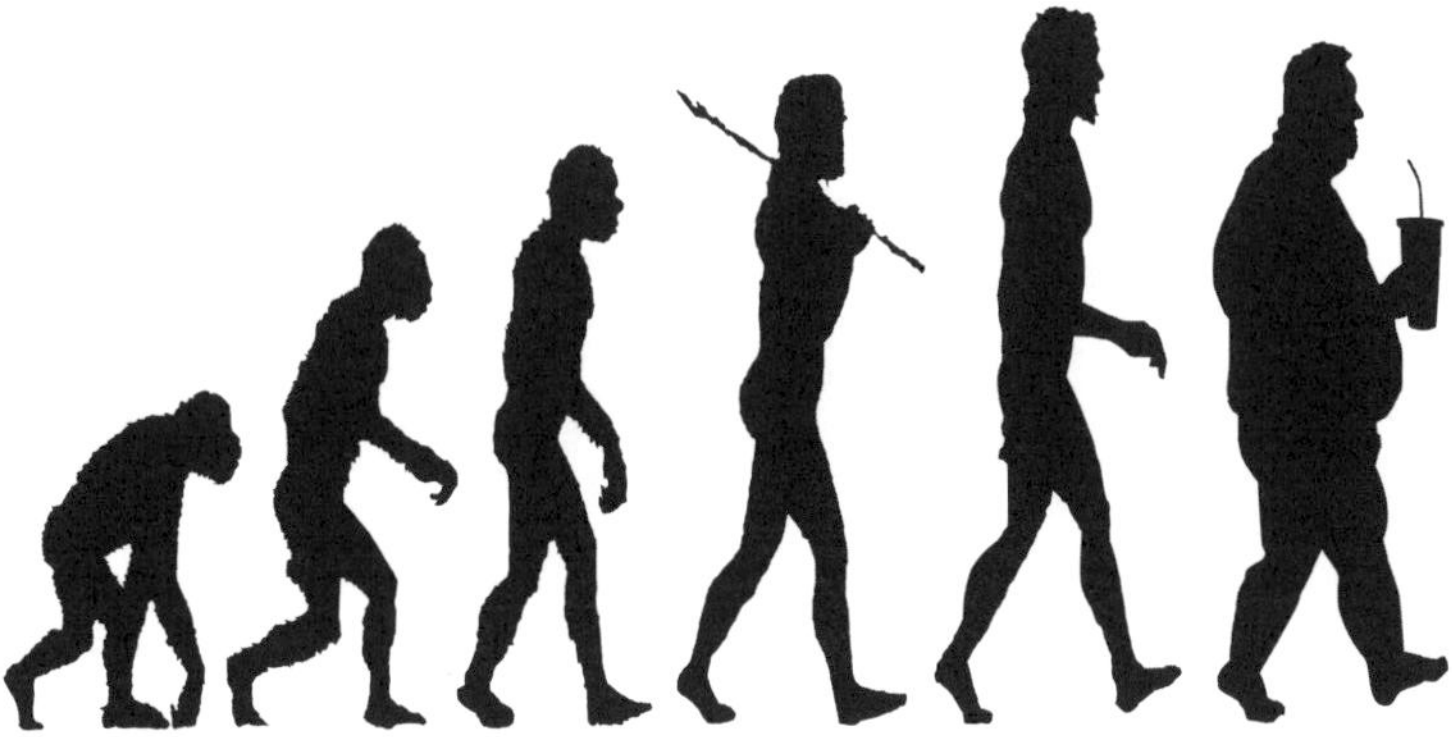

図 13　人類の進化と肥満。
白熱電燈を発明した人類は、昼夜の明暗リズムを壊してしまいました。生活リズムの乱れは、生体リズムを狂わせ、その結果、人は、肥満になり、高血圧・脂質異常症・糖尿病などに悩むことになってしまいました。（Takahashi T, Singh RB, Otsuka K et al. World Heart J 2014; 6: 157-161.）

過重勤務や交替制勤務のリスク

三〇代後半の商社マンの、生活リズムを解析してみました。

過重ともいえる勤務に追われ、この人の就寝時刻は不規則で、深夜二時～三時になることも稀ではありません。それでも朝は六時前後に起きますから、睡眠時間は僅か三時間足らず。週末になると睡眠不足を補うように、土曜の夜の就寝は早く、日曜の朝はゆっくり起床し、一〇時間以上も眠ります。

その生活リズムには、サーカディアンリズムも、約一二時間のセミディアンリズムもみられませんでした。観察されたのは、三・二時間と一・五時間という短いリズムと、そして極めて明瞭な六・六日のリズムでした。

つまり、この商社マンの生体リズムには、すでにサーカディアンリズムは失われていて、代わりに現れた約一週間のリズムで、生活しているのです。

この男性は体重一〇二kgという肥満で、血圧が一五四／九一mmHg。LDLコレステロールが高く、軽症の糖尿病でした。

この病気を治すには、投薬は無効です。生活スタイルを改善し、異常な生体リズムを直すことだけが、唯一の治療法です。

交替制勤務の場合も、生体リズムは大きく乱れます。

夜勤を繰り返す看護師の、生活リズムを解析してみました。二四時間のリズムは、かなりずれて二八時間と長くなっていました。約一二時間のセミディアンリズムも一五時間に延びていました。健康な人に観測される八時間のリズムは見られませんでした。

日勤と夜勤を繰り返す不規則な生活リズムのせいで、生体リズムが乱れてしまい、一日を二八時間という生活時間で、毎日を過ごしていることを表しています。

夜勤の看護師に乳がんや大腸がんなどが多いという疫学調査があります。この背景には、こうしたサーカディアンリズムの乱れがあります。発がんの原因は、病気から身を守る免疫系・ホルモン・自律神経系の働きが乱れてしまっているためと考えられています。

不規則な生活や交替制勤務は、いろいろな病気をひきおこします。不規則な生活リズムは、食べ物の内容を変えてしまいます。脂肪の摂取が増え、野菜やタンパク質の摂取が減ります。病気から身を守る、免疫・ホルモン・自律神経系の働きが乱れてしまうことが、その原因です。

交替制勤務の期間が長いほど、病気になるリスクは高くなります。交替制勤務を始めると、まず血圧が上がり始めます。糖尿病のリスクは普通の生活を送る人の二倍。乳がんになる頻度は一・

五倍。男性の場合は、前立腺がんになる頻度が三倍になると言われています。

生体リズムを回復するための三つの工夫

第一は、規則正しい睡眠リズムの回復です。

必要な睡眠時間は、人によって異なります。電気を発明したエジソンは、四〜五時間眠れば十分でした。一方、二〇世紀の顔と言われるアインシュタインは、一〇時間以上の眠りが必要でした。

何時間の眠りが必要か。次のようにして確認します。

二週間程連続して、眠った時刻と起きた時刻を記録し、一日毎の睡眠時間を平均すると、それが必要な睡眠時間です。次に、起床時刻を設定します。六時から八時の間が最も健康的な起床時刻です。

第二は、朝食を充実させるよう工夫することです。朝食に糖質は欠かせません。米、麦、とうもろこし等に、乱れた生体リズムを改善する効果があります。牛乳やヨーグルト等で蛋白質を、ミネラル補給に野菜を少し追加すれば、さらによい食事内容になります。

第三は、仕事に精をだすことです。充実した一日にこそ、生体リズムの改善効果があります。

最近、生活リズムの乱れ振りを知らせてくれるスマートホンのアプリが登場しました。「からだの時計WM」です。正しい生体リズムをつくるための時間を知らせてくれます。たとえば、夕食の時刻は適切だったか、睡眠時間は十分だったか等をアドバイスしてくれます。長年をかけて獲得した生体リズムを壊そうとしているのが人の智慧ですが、人が創り出した文明を逆手にとって、生体リズムを守ることができるのですから、なんとも痛快です。

今こそ必要とされる時間医学の智恵

時間医学は、すでにいろいろなかたちで日常生活に応用されています。生体リズムが乱れがちで、少量の薬でも副作用がでてしまう高齢者にとって、これは朗報です。

朝に明るい光を浴びつつ目を覚ますという、自然に近い光環境を盛り込んだ目覚まし時計が販売されています。光と目覚ましの音が心地よくミックスするように、工夫が凝らされています。手軽に使用するにはどれも少し高価ですが、上手に利用したいものです。

規則正しく起床し、規則正しく朝食を摂り、そして会話し、笑い、充実感をもって規則正しく働く。そして健やかに眠る。このような生活スタイルを心がけてください。

〈6〉宇宙空間への人類の挑戦

今、人は火星を目指しています。二〇三〇年以降の実現を目指して、火星への有人探査に、日本も名乗りを上げました。高所を征服し、亜北極圏まで手に入れた人類は、遂に地球外の天体への挑戦を始めました。人の次の目標は、惑星です。それを征服し、地球環境に改造して、そこで自給自足の生活を送るという、かなり大それた挑戦です。

人が地球の外を目指したのは、アポロ計画で月に到達した一九七二年が初めてでした。月までの約三八万キロの距離を旅行し、宇宙空間に大きな足跡を残しました。火星への挑戦は、それ以来のことです。火星まで、最短でも約五五〇〇万kmと言われていますので、月までの一〇〇倍以上の長旅です。その間、人は地球の自転のリズムから離れることになります。そして強い宇宙放射線に晒されます。果たして、惑星への訪問計画は可能なのでしょうか?

私は、二〇〇九年から、国際宇宙ステーションで暮らす、宇宙飛行士の健康チェックを行ってきました。宇宙空間に住むことの意味を考えてみたいと思います。

寿命を操り不老長寿を可能にする鍵は、前章で紹介したとおり、生命《いのち》の中に育まれた生体リズムにあるようです。体内時計が産まれた背景には、生命《いのち》と生態系・地球・宇宙との間の、繊細連

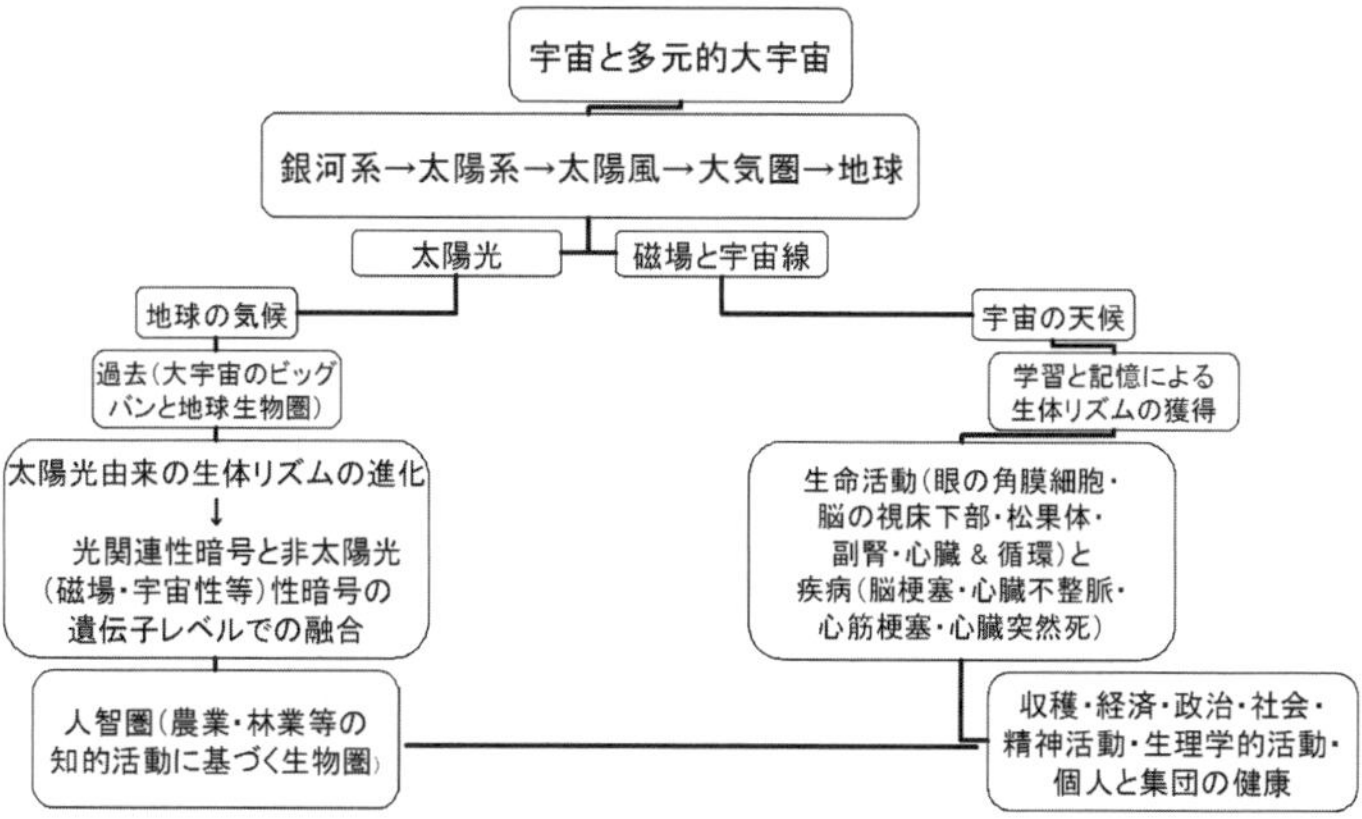

図14　生命《いのち》と生態系・地球・宇宙との相互連関
人をはじめとする地球上の全ての生命には、地球の自転のリズム、月や木星、太陽などが奏でる様々なリズムと、ほぼ同じ周期のリズムがすべて、多重に宿っています。生物は数十億年という長年をかけて、宇宙のリズムを生命《いのち》の中にコピーしました。生命《いのち》と生態系・地球・宇宙との間には、繊細連綿たる相互連関があります。大自然こそ生命《いのち》に宿る生体時計の古里です。

綿たる相互連関があります（図14）。宇宙／大自然こそ生命《いのち》に宿る体内時計の故郷です。

ベールの奥に秘められている宇宙の神秘に迫ることこそが、不老長寿への道を探る、近道だろうと思います。それゆえ、宇宙空間への人類の挑戦は、「生命とは何か」の問いを解くための、鍵を探る挑戦でもあります。

宇宙飛行を終えて帰還したら老人に？

宇宙に出て無重力状態に長く身を晒すと、宇宙飛行士には、一見、高齢者のような変化が現われてきます。

血圧の調節がうまくいかなくなり、血圧の変動が大きくなります。心臓や循環系の働きが弱まり、しばしば起立性低血圧が起こります。筋肉は衰え、やせ細り、脚は鳥のように細くなり、筋力が低下します。骨からカルシウムが溶けだし、重度の骨粗鬆症になってしまいます。

宇宙に長期滞在する場合は、例えば国際宇宙ステーションでの長期滞在が開始されると、骨量は「一か月」で約一・〇〜一・五％も減少します。これは高齢者の骨粗しょう症患者にみられる「一年間」の減少量とほぼ同じです。宇宙にいるときの骨量の減少速度は、なんと高齢者の一〇倍以上（註：宇宙ステーションミールでの調査では約五〇倍）にも達するのです。

その他、視力が低下してものがぼんやりとしか見えない。耳が遠くなる。しばしば、めまいを感ずる。塩味の味覚が異常となり薄味に感じ、何を食べてもおいしくない。腸の動きも悪くなる。自律神経系や免疫力が低下し、病気になりやすくなる。暑さや寒さに敏感になり、眠りが浅くなる。不眠症になる等といった、いろいろな症状が現われてきます。

その結果、宇宙から地球に帰還したときには、身体のバランスが保てなく（平衡機能失調）なり、身体の姿勢を維持できません。自力での立位と歩行が不安定になり、ふらふらし、よちよち歩きになります。廊下の角がうまく曲がれず、すぐ壁にぶつかり、転倒してしまいます。

まさに老いさらばえた高齢者の姿にそっくりです。

しかし、この老化に似た現象は、地上に帰還した後にリハビリを重ねて行くと消え去り、元の元気な若者に返ってゆきます。

リハビリの内容は以下のとおりです。帰還後の三日間は、介助つき歩行、マッサージとストレッチ（第一フェーズ）、帰還後の二週間は、水中運動、歩行訓練、有酸素運動（第二フェーズ）、帰還二週以降は、積極的なトレーニング。

そして四五日でほとんど元の若者に若返ります。

若返りが最も遅れるのが骨量減少の回復ですが、それもやがて元の元気な若者の姿に返っていきます。

ヴァーニカスは、加齢・老化が決して悲観的な現象ではないことを、二〇〇四年の著書『宇宙飛行士は早く老ける』（向井千秋監修、二〇〇六年）の中で、「老いることの悲壮感は思いこみである」と、次のように語っています。

「高齢者の肉体的な変化は、はたして年齢を重ねた結果だけなのだろうか？」「加齢に伴う肉体的変化は、生涯にわたって続き、これまではけっして元に戻らないと考えられてきた……しかし、老化による多くの症状は、年齢とはあまり関係がない」「老化現象の多くは、長い人生をかけて、徐々に重力の影響を避けるように適応した結果である……重力を理解し、重力を利用する方法を身につけることにより、ある意味では老化を防ぐことができ……る」

すなわちヴァーニカスは、数多くの宇宙医学研究の成果から、「老化を防ぐコツは重力を理解することにある」と、結論しました。宇宙空間で病気を治す。近い将来、そのような時代がやがて来るのかも知れません。

宇宙空間での時間《とき》の流れ

宇宙での時間《とき》の流れは、骨量の喪失でみると、地上の五〇倍も速いように思われます。

骨の破壊と生成は、一日を単位にリズミカルに繰り返されます。

「昼間に使われて壊れ、夜につくられる」という、サーカディアンリズムがあります。

それをさらに長い目で見ると、「身体全体の骨は、一〇年ごとに入れ替わります。このように、骨は、年齢とともに、その形を変えて行くのです。

ロシアの宇宙ステーション「ミール」に長期滞在した宇宙飛行士の、骨量計測に関した研究成果があります。宇宙での一週間の骨量の喪失は、地上での一年の骨量変化に等しいことが報告されています。宇宙に出ると、骨の溶解・新生のリズムの回転が、ずいぶんと速くなるのです。

何故、宇宙では時間《とき》の流れが、五〇倍も早いのでしょう。

宇宙の一日の速さを、少し考えてみたいと思います。

地上二〇〇～五〇〇kmに位置する国際宇宙ステーション（ＩＳＳ）の軌道は、地球の周りを九〇分で周回しています。すなわち、一日が九〇分と言えるのかもしれません。この九〇分に、その謎を解く鍵がありそうに思います。

長期宇宙滞在時の生体リズム

さて、人が宇宙で生活するとき、生体リズムはどうなるのでしょうか。

私は、宇宙飛行士の向井千秋さんとご一緒に、宇宙空間に六か月間滞在する宇宙飛行士の生体リズムを調査しています。平均年齢が四八歳の七名の宇宙飛行士の方に、二四時間心電図を繰り返し五回、記録してもらいました。そこに反映される休息の質や自律神経活動、あるいはホルモン力や免疫力の強さを調査しました。その結果、宇宙空間に出て二五日目の時点では、その働きが低下しますが、その後見違えるように回復し、滞在して約一五〇日目の時点では、フライト前の地上生活のそれよりも良好になりました。

生体リズムも、宇宙空間に出てすぐは乱れてしまいますが、徐々に改善し、四〜五か月もするとフライト前よりもむしろ明瞭で強力なサーカディアンリズムが現われてきました。宇宙船の中で、規則正しい日照条件や、過酷なまでに厳しい任務をこなさなければならないものの、規則正しい勤務時間や生活スケジュールが、健康の質を高めたのだと考えられます。

地球を離れて宇宙旅行をしていても、生活空間の環境に二四時間のメリハリをつくり、規則正しく二四時間の生活リズムを維持すれば、サーカディアンリズムが継続できることがわかりました。眠らない夜がしばしば訪れる文明社会に暮らしていたときよりも、明瞭な生体リズムが獲得できていたことは、予想外の朗報でしたので驚きました。

宇宙で病気を治す。そんな新しい治療法が生まれてくるのかもしれません。

心臓や脳を護るための仕組みが乱れる宇宙空間での生活

とは言え、地球を離れ宇宙空間に住むとき、克服しなければならない課題もあります。宇宙空間は、言わば無重力の環境になります。それが血液循環に影響して、脳・心・腎といった重要臓器の血液循環に大きな変化をもたらします。その結果、自動的に調節されていた、循環調節のための仕組みを大きく変化させてしまいます。健康維持のためには、欠かすことのできない自動の循環調節装置が狂ってしまう可能性があります。

宇宙空間に六か月間滞在する宇宙飛行士で、それを調査しました。予想した通り、宇宙空間に出ると、心臓や脳を護っている自動調節装置は即座に変化し、宇宙空間に滞在して五〜六か月経ち、生体リズムが改善する頃でも、その乱れは回復しませんでした。体内時計による働きかけも、残念ながら無効でした。

前述した通り、人類が高所低酸素環境に挑戦したとき、人はヒフを時計遺伝子の仲間に入れて、新しい時間《とき》を刻む仕組みを獲得しました。これと同様に、人類が今後、宇宙空間で生活していくためには、今持っている体内時計とは別の、新奇の生体リズムを調節する仕組みをつくり上げることが必要です。

これまで人類は、数多くの新しい環境に挑戦し、順応し、習熟し、適応してきました。人の智恵は、やがて宇宙空間にも適応し、快適なからだの仕組みを整えていくことでしょう。

〈7〉死後の世界（を共有すること）への挑戦

日本における現代社会には、二つの特徴があります。一つは前述のとおり、照明技術の発達にともなって現われた、眠らない社会です。もう一つは、超高齢者の集団だということです。私たちは超高齢社会で暮らしています。一九九五年、日本は、六五歳以上の高齢者の人口が一四％を超え高齢社会に突入しました。そして二〇〇七年。わずか一二年しか経たないうちに、超高齢社会（高齢者人口が二一％を超えた社会）に到達しました。そして今も、さらなる高齢化の波が押寄せています。日本の各地で急速に高齢化が進んでいます。

八五歳を超える人が巷にあふれ、一〇〇歳から一一〇歳の百寿者がそこらあたりを闊歩する世の中になってしまいました。

それは近い将来 死を迎える、老人ばかりの世の中です。

死とは何か？　死することの意味。あるいは死後の世界の姿について、今、私たちは、それなりの知識と覚悟が求められています。

死を迎えることの意味とは？

「私は、知らないと言うことを知っている」

この言葉でアテネ随一の知者となった、古代ギリシアの哲学者ソクラテス（前四七〇頃〜前三九九）。素朴に神を畏敬し、信仰心の厚い哲人でした。

ソクラテスは、死後の世界の存在を信じていました。

七一歳のときソクラテスは、「国家が信じる神々とは異なる神を信じ、若者を堕落させた」という罪で、死刑を宣告されます。しかし彼は、自説を曲げることはせず、つよいこころで、静かに死を受け入れました。友人と最後の問答を交わした後、ドクニンジンの杯をあおって、従容として死を受け入れたといいます。

一方、ローマの哲学者、キケロ（前一〇六〜前四三）も、死後の世界を信じ、「人は死して星になる。死とはなんとすばらしいことか」と説きました。

——地球をとりまく宇宙の中では、地球はほんの針の点ほどの大きさにすぎない。人間は、土、湿り気、火、空気という四つの要素で造られていて、魂はその中の熱い空気である。空気は軽いから、死んで体から離れると宇宙に向かってまっすぐに昇天していく。流れ星がそれで、死して星となり、天上から大地を眺めることができるとは何と素晴らしいことか。「死によって、人は不幸を免れることができる」、「死とは人を幸福にするものである」と訓えました。

「死後の世界」は、存在するのでしょうか？

啄木がみた亡霊

文学の視点から、死の意味を考えてみたいと思います。

啄木の詩は常に純朴で、そこには哀愁が漂い、貧しさに泣く清貧な人柄が魅力です。しかし、啄木は、次のような歌も詠んでいます。

「つと来たり　つと去る　誰ぞと問ふ間なし　黒き衣着る覆面の人」（明治四一年六月二四日）

「喪服着し女は問へど物言わず　火中に投げぬ鮮血の指」（明治四一年六月二四日）

後述する歌稿ノート、「暇ナ時」に書きなぐられた、何か気味の悪い歌です。

香川大学の桂孝二は、『一握の砂私論』で、その背景には、無限なもの、巨大なものに対する無力感、敗北感、焦燥感、恐怖感があり、無気味なもの、不吉なものに対する不安感があると述べました。

明治四一年四月、北海道漂泊の生活を終えて、啄木は、親友の金田一京助のはからいで、東京本郷の赤心館という下宿に、居を定めます。五月四日、二三歳のときです。小説家を目指していた啄木は、五月八日から創作活動に入り、次々に小説を書いていきました。しかし、六月一四日から、何を思ったか小説を書くのを止め、一冊の大学ノートに「暇ナ時」と題する歌稿を書き始めました。六〇〇首を越える大歌稿集です。

その頃、啄木を頻繁に訪れてくる女性がいました。明治三八年に東京に在住していたとき、与謝野鉄幹が主催する新詩社の演劇会で知りあった女性です。京橋に住む植木貞子です。上京後まもなくの明治四一年五月七日からの、啄木の日記には、頻繁に彼女の名前が書き残されています。この爆発的ともいえる大量の作歌意欲は、彼女の関わりが大きいと考えられています。

桂孝二の陳述の通り、「暇ナ時」には、無力感とともに何かに怯える啄木の姿が映っています。

精神科の医師、石田六郎は、著書『初恋人の魂追った啄木の障害――啄木の精神分析――』で、それを分析し、八歳のときに死別した初恋の少女、沼田サダとの死別の悲しみから、啄木は、「霊界を肯定し、現実界を否定的にみていた」と、診断しています。

岩手大学の大沢博博士は、一九七七年から始まる一連の啄木研究で、「啄木は霊界を肯定していただけではなく、その作歌動機には、怨霊（亡霊）恐怖があった」と、結論しています。

啄木は死後の世界を信じていたからこそ、現世の生き方に戸惑い、悩み続けたのだろうと思います。明治四一年六月一三日から始まるその歌稿ノートの最初の八首の歌にその思いが歌われています。

第一首　手に手とる時 忘れたる我ありて 君に肖ざりし子を 思出づ
第二首　われ死なむ かく幾度かくりかへし さめたる恋を 弄ぶ人
第三首　漂泊の人はかぞへぬ 風青き越の峠に あひし少女も
第四首　別るべき明日と見ざりし 昨の日に 心わかれて 中に君みる
第五首　（あなあわれ 君はもとつぐ あなあはれ かくただよびて 夕風をおふ）
第六首　日に三度 たづね来し子は 我とはぢ 苦し死なんと いつはりをいふ
第七首　あなくるし むしろ死なむと我にいふ 三人のいづれ 先に死ぬらむ

第八首　（なほ若き我と 老いたる我といて 諍ふ声す いかがなだめむ）

この八首の歌は、貞子の接近に怯える啄木が、これまでに心をひかれた女性を懐かしく思い起しつつ、謳い上げたものだとされています。大沢博博士の解説によると、第一首の、「手に手」をとった（すなわち抱擁した）君は、寝込みをおそってきた植木貞子であり、「忘れたる我」が思い出している「君に肖ざりし子」は、明治二十六年一〇月に死別した、あの世の少女、沼田サダというこ とになります。啄木は、この世の少女と接するとき、必ず、あの世から少女サダが現れることに恐怖を覚えていました。この歌はまさしくサダの怨霊への恐怖を歌ったものです。

第五首と第八首を啄木が棒線で消した（〇で示す）背景には、少女サダを悼みつつ、その亡霊に強く怯える啄木の様子が表れています。

歌稿ノート「暇ナ時」には、その他にも、死後の世界を信じていた啄木の心が読みとれる、数多くの歌が書き綴られています。

「帰り来し心をいたむ 何処にて さは衣裂き 泣きて歩める」（明治四一年六月一三日）と、少女サダとの死別の悲しみと、自分も死んで一緒に葬られたいという気持ちを歌いました。

「人みなが 恐れて覗く鉄門に 我平然と 馬駆りて入る」（明治四一年六月二四日）

幼い頃、啄木は墓を、素手で掘っていたところを住職にみつかり、注意されたことがあります。その幼き日の行為を思い起こしつつ、そのときの恐怖を読んだ歌です。サダの墓を素手で掘ったときの、なんともしがたい悲しみが激しく歌われています。

当時は、火葬ではなく土葬が主流でした。わが家の庭続きの墓地に埋葬されていた、急死した仲好しの少女に、無性に会いたくなったのでしょうか。大沢博博士の著書には、注意された住職に、「墓を掘るとたたりがあるぞ」と聞かされ、啄木は以来、手と指に異常なほどのこだわりと恐怖を持つようになったことが紹介されています。冒頭の歌、「喪服着し女は……」は、その恐怖を詠んだものです。

歌集「一握の砂」に掲載された次の歌も、指への恐怖を詠んだ歌なのかもしれません、

「いたく錆びし　ピストル出でぬ 砂山の 砂を指もて 掘りてありしに」

ピストル（サダの骨片）を掘り出すことができた。砂山（土葬した墓）を指で掘りおこしてい

たとき、と詠んでいるのです。

当時、土葬のとき墓穴におろした棺の上に、近い親族から順に、一握の土をふりかけるのが儀式でした。それゆえ大沢博博士は、土葬のときの一握りの土を想いつつ、鎮魂の思いで、啄木は「一握の砂」を題名として、採択したのだろうと推測しています。

啄木という雅号は、啄木鳥《きつつき》に由来しています。その啄木鳥を詠んだ歌にも、サダの霊が漂っているように感じられます。


「啄木鳥は何の鳥ぞも　千代かけて　歓楽山の山の辺に住む」（明治四一年九月一二日）

山を土葬の墓とすれば、埋葬された少女サダの霊魂が、啄木鳥となって、その墓の付近に棲みついている。そう読みとれるからです。怨霊となったサダの翳は常に啄木にまとわりつき、啄木は、現世での生き方に悩み続けたのでした。

この歌稿ノートには、問答歌が八首歌われています。そこには、現世の生き方に悩み続ける啄木の姿をみることができます。

「いづら行く」「君と我が名を 北極の氷の岩に 刻まむとゆく」（明治四一年六月二四日）

この問答歌は、「私よ、どのように生きていくつもりか?」と尋ね、「あなた（サダ）の名と、私の名を一緒に、北極の氷に刻み込んでおきましょう。それなら永久に消えることはないでしょうから」。サダの霊に誓う啄木の姿が浮かんできます。

もう一首、啄木の死生観が垣間見られるような、問答歌があります。

「空あふぎ 何をもとむや」「前の世の 住みけむ星を 忘れたる故」（明治四一年六月一八日）

「空を見上げて、何を探しているのですか?」と尋ね、「現世に生まれる前、どの星に住んでいたのか、忘れてしまったから。それを探しているのですよ」。この問答には、人の前世は空にあった。死した後も星になって空に帰る。そう信じていた啄木の心が読みとれます。そして今は天上界の星となっている、少女サダの霊を探し求めている、啄木の姿が重なります。

しかし、この歌はなぜか、啄木自身によって棒線が引かれ、抹消されています。

桂孝二。一握の砂私論－哀果と啄木-2、香川大学学芸学部研究報告。第1部 1963年・, 16号
石田六郎。『初恋人の魂追った啄木の障害—啄木の精神分析—。』1963年、石田医院、pp425
大沢博。啄木の「我」の構造。「暇ナ時」の歌稿にもとづいて。岩手大学教育学部研究年報　1977年・,第37巻：455-470
大沢博。啄木の短歌創造過程の心理学的研究（1）歌稿「暇ナ時」の逐次的分析。岩手大学教育学部研究年報　1978年・,第38巻：471-489
大沢博。啄木の短歌創造過程の心理学的研究（6）歌稿「暇ナ時」の逐次的分析。岩手大学教育学部研究年報　1983年・,第43巻1号：136-154
大沢博『石川啄木「一握の砂」の秘密』論創社、2010年、東京、pp181

医師が説く死後の世界の存在

前述の通り、ジェフリー・ロング博士は、研修医のとき、米国の権威ある医学雑誌に、臨死体験の報告があることを目にしました。臨死体験が医学のレベルで、真面目に論じられていることに衝撃を受けました。それを機にその研究に没頭し、アンケート方式のウェブ（NDERF）を立ち上げました。世界中の臨死経験者から、言葉の壁を越えて臨死体験を聞き取っていきました。偽りの投稿を見抜くために、アンケートに工夫をこらしました。真実を語っていると確信できた六一三件の内容を抽出し、医学的に統計解析して、研究報告しています。映し出された「死後の世界の姿」は、次のようなものでした。

そこには七つの特徴があります。

1. この世のものではない、まるで天国のような世界に遭遇する。すばらしい安らぎと、平和を感じさせる静けさがあり、表現できないほどの音色の調べが流れている。この世にはないような美しい色、言葉では言い表せないほどに美しい景色や造形に満ちている。

2. この世では感じたことがないような、ここにいることの意味が納得できるような感覚、はっきりした鋭敏な感覚、ようやく故郷にたどり着いたというような安堵感が訪れ、現世よりも意識のレベルが高くなっているように感じる。

3. そこは、光り輝く、美しい光に包まれる。

4. 愛に満ち溢れた喜びと、すごく強烈で、無限に広がるような幸福感。完全なやすらぎの心に包まれ、強い平和を感じる。

5. 家族や友人など、無くなった身内や見覚えのある人に遭遇する。昔から一緒に居たと思う人や、現世では会ったことがなかった祖母などが、温かく迎えてくれる。

6. 時間の流れが、この世とは全く違う。時間がとても速く進んでいくかと思えば、時間の流れが逆になる。未来も現在も、過去も無いようで、すべて同時に経験しているように感じる。時間と空間が一つになって動いているように見える。

7. 宇宙の全ての秘密と、宇宙の秩序の全てを理解したような、万物の働きが全てわかるような、全ての知識を得た心地になる。

この七つの特徴は、釈迦が唱えた梵我一如の世界を表しているように思われます。「私たちは全てのもの（宇宙）の一部であり、全てのもの（宇宙のすべて）は私と同一である。同一であることを知ることにより、永遠の至福に到達することができる。」という、教えです。

臨死体験が教える死後の世界は、私たちは死して後、宇宙（大自然）に還ることを示しているように想われます。

私が医師になって四〜五年目の頃、二二歳の女性がＳＬＥ（エスエルイー）という難病にかかり昏睡状態に陥っていました。血液の検査に改善の兆しはなく、一週間余り、こん睡状態が続いていました。今はもう治る病気ですが、当時の医学はまだ発展途上にあり、難病を患うと手の打ちようがありませんでした。栄養状態を保ちながら、静かに死を迎えるという時代だったのです。

少しずつ体力が低下していき、「そろそろ天に召される頃かな」と、心配していたある日のことです。この一週間、ずっと女性の傍についていた初老の父親から連絡がありました。静かに身罷ったから来てほしいと言うのです。いそいで駆けつけました。その人は顔に笑みを浮かべ、それは穏やかな顔で永眠していました。

そのときの父親の話です。ずっと意識がなかったこの子が、一〇分ほど前、私に語りかけてきたと言うのです。楽しかった子どもの頃の思い出を、はっきりとした言葉で数分間、語りかけてくれた。その後、「今、天使様が傍に来ている。あちらに行こうと誘っている。だからお父さん、向うに行くからね。お父さん有り難う。」そう言って笑い、静かに目を閉じたと言うのです。

まだ医師としての経験が浅かった私は、この語りに驚きました。父親は、笑みを浮かべて、立ち上がり静かに、「大変お世話になりました」と、私に挨拶しました。生命の尊厳と、彼女の豊かな生き様が伝わってきました。わたしにとっても、それは厳粛な時空でした。このときほど医師になってよかったと思ったことはありません。

人が死を迎えるとき、肉体から離れた霊魂は神と対話する。このようなことは実際にあるのだろうと思います。二二歳の女性の魂は、そのとき神と対話したのでしょう。その内容を父親に伝え、そしてそれを父親が私に話した。そう思ったとき、厳粛な空気に包まれ、何か怖いような神域に触れた思いがして、背筋が冷たくなったことを、今も明瞭に記憶しています。

この章のおさらいとポイント

◇人類はアフリカに誕生し、約七〇〇万年前に二足歩行を始めた。ホモ・エレクトスといい、脳は六〇〇cc。私たちの先祖のホモ・サピエンスは一〇万年前にアフリカに生まれ、一二〇〇ccの脳を持ち、アフリカから全世界に拡散していった。

◇ホモ・エレクトスもアフリカを出たが、新しい環境に十分に適応できず絶滅した。その理由は、生命力を統括する体内時計の働きがまだ十分ではなく、こころの時計も発達しておらず、予知などの能力に欠け、環境の変化を予測できなかったからと推測される。

◇過酷な大自然に生きるには、太陽や月の運行で時を知ることだけでは不十分だった。こころの時計があることで、一時間や二時間などの未来を予測したり、日の出前に目を覚まして活動したり、生存していく上で有利に働いた。

◇高地などの過酷な環境でも、体内時計は正確に働く。むしろ、ヒマラヤの麓のラダックに住む人々は自然とともに生きることで、明瞭な二四時間のリズムを持ち、健康な人が多かった。昼は明るい日差しを浴び、夜は暗闇が深く、適切な睡眠覚醒のリズムをつくりだすのがその理由の一つ。また自律神経の交感神経、副交感神経の活動の賦活も理由の一つとしてあげられる。

◇地球はN極とS極を持った磁石で、磁場があり、空気のベールと磁場のベールで太陽風や宇宙線から地上の生物の生命を護っている。多くの生物が磁気受容機構を備えているが、人間はその仕組みがない。

◇人の時計遺伝子クライには、磁力を受容する働きがかつてはあった。網膜で正しく磁場を感知しているが、脳に伝えるシステムに問題があり感じることができない。進化の過程で連絡路が途絶え、退化したと推測できる。また、磁気（地磁気）を感じる仕組みが第六感として残っている人もいる。

◇オーロラは北極圏などに見られる地磁気の攪乱で、太陽風が地磁場のカーテンを揺り動かしたもの。オーロラが出ると、地磁気が乱れて人の自律神経やホルモンの働きが変わる。頻脈、重症の不整脈発作も起こりやすい。

◇昼夜のリズムが逆転し、大きく乱れた現代生活は、人間の生体リズムを狂わせ、結果、多くの人が肥満になり、高血圧・脂質異常症・糖尿病などを引き起こしたと考えられる。また、サーカディアンリズムの乱れは、発がんにも関わっていて、夜勤や交替制の看護師に乳がんや大腸がんが多いという疫学調査がある。

◇生体リズムを回復する工夫として、

①規則正しい睡眠リズムを回復する

②朝食を充実させるように工夫する

③仕事に精を出す

などがあげられる。

規則正しく起床し、規則正しく朝食をとり、会話し、笑い、充実感をもって規則正しく働き、健やかに眠る、こうした生活スタイルが重要である。

コラム

生体リズムについての一〇の質問

さて、生体リズムについての理解を深めるために、次の一〇の設問に、「はい」「いいえ」で答えてみてください。生活の知恵として、きっと役に立つと思います。

設問1　人は、宇宙のリズムに適応して体内時計を創りあげた。
設問2　夕食時は、食塩を多めに摂っても血圧が上がりにくい。
設問3　体内時計の働きを整えるには、朝食・昼食よりも夕食が大切である。
設問4　眠りのホルモン、メラトニンは働き盛りの四〇歳頃に最も多い。
設問5　こころの時間が正しく働くためには、「過去・現在・未来」のうち、「現在」が重要である。
設問6　認知症の人は、こころの時計が止まっている。
設問7　人と同じように犬も「時間旅行」ができる。
設問8　人には約二四時間の時計の他に、約一週間の時計が備わっている。
設問9　急死には、約一・三年のリズムがある。
設問10　スピリチュアルな世界は、非科学的な幻想の世界にすぎない。

いかがですか。自信をもって答えられたでしょうか。

回答は以下の通りです。

設問1　人は、宇宙のリズムに適応して体内時計を創りあげた。⬇はい

設問2　夕食時は、食塩を多めに摂っても血圧が上がりにくい。⬇はい

設問3　体内時計の働きを整えるには、朝食・昼食よりも夕食が大切である。⬇いいえ

設問4　眠りのホルモン、メラトニンは働き盛りの四〇歳頃に最も多い。⬇いいえ

設問5　こころの時間が正しく働くためには、「過去・現在・未来」のうち、「現在」が重要である。⬇いいえ

設問6　認知症の人は、こころの時計が止まっている。⬇はい

設問7　人と同じように犬も「時間旅行」ができる。⬇はい

設問8　人には約二四時間の時計の他に、約一週間の時計が備わっている。⬇はい

設問9　急死には、約一・三年のリズムがある。⬇はい

設問10　スピリチュアルな世界は、非科学的な幻想の世界にすぎない。⬇いいえ

解説

生体リズムについての一〇の質問についての解説

設問1　人は、宇宙のリズムに適応して体内時計を創りあげた。➡はい

人間をはじめとして地球上のすべての生命には、地球の自転のリズムや、月や太陽などが奏でる天体由来のリズムが、すべて多重に宿っています。地球が誕生して以来、生物は数十億年という長年をかけて進化してきました。その進化の過程で宇宙のリズムを生命の中にコピーしたと考えられています。どの生物もほぼ同じ仕組みで、生体リズムを奏でています。そしてあらゆる生物が、生体リズムをもっていました。このことは、時を刻む仕組みを取り入れることにしくじった生物は、淘汰され、消えていったことを意味しています。

設問2　夕食時は、食塩を多めに摂っても血圧が上がりにくい。➡はい

夕食時は食塩を多めに摂っても、さほど血圧は上がりません。血圧を上げるホルモンが少なく、余分の塩はすぐ尿から排出されるためです。

設問3　体内時計の働きを整えるには、朝食・昼食よりも夕食が大切である。⬇いいえ

食事には体内時計の針のずれを調節する働きがあります。空腹の時間が長いほどその効果は強力です。朝食と昼食の時間間隔、昼食と夕食の時間間隔よりも、夕食と朝食の時間間隔が最も長いために、朝食の効果が最も強いのです。

健康によい起床時刻は、午前六〜七時です。起床後、一時間以内に朝食を摂ると、体内時計の針が正しくリセットされます。朝食の効果を十分発揮するには、ある程度しっかりした量を食べることが必要です。朝食の内容も大切です。十分な糖質と適量のたん白質を。そして食物酵素が豊富な野菜やフルーツがあれば、その効果はもっと強くなります。よく噛んでゆっくり食べると、夜のメラトニンが増え、深い眠りが誘われます。

設問4　眠りのホルモン、メラトニンは働き盛りの四〇歳頃に最も多い。⬇いいえ

睡眠にも、体内時計の針のずれを調節する働きがあります。眠りのホルモン、メラトニンが脳の体内時計に働きかけて、体内時計を整えます。メラトニンは思春期頃に最も多く、年齢を重ねるとともに減って行きます。例えば六五歳を過ぎると、そのレベルは思春期の頃の一〇分の一〜二〇分の一にまで減ってしまいます。

設問5　こころの時間が正しく働くためには、「過去・現在・未来」のうち、「現在」が重要である。⬇いいえ

こころの時間が正しく働くには「過去」が必要です。出来事を記憶する能力が必要です。日々の経験は、いったん脳の海馬というところに蓄えられ、そしてその夜の眠りとともに、大脳の中に保存されていきます。これが「記憶＝過去」です。人は、過去の出来事を思い起こし、未来を想像していきます。

設問6　認知症の人は、こころの時計が止まっている。⬇はい

認知症になってしまった人は、今日は何日、今は何時、季節はいつなどの問いに答えることができません。海馬が傷害されて記憶する能力が失われているからです。「新たな過去」をつくりだすことができなくなってしまったのです。ですから認知症の人は、こころの時間の流れが永久に止まったままなのです。

設問7　人と同じように犬も「時間旅行」ができる。⬇はい

人のこころは、自由に時空間を行き来することができます。まるで超高速の宇宙船にのっているかのような素早さです。医学の分野では、それを「心的時間旅行」と呼んでいます。例えば夢の中で、今、サンフランシスコにいたかと思えば、突然違う風景になって。もう京都の嵐山で遊

んでいます。亡くなったはずの家族に会うこともできますし、未来の国で未来の人に会うこともできます。

過去から未来まで、こころの中で時間を旅する能力は、これまで動物にはなく、人だけが持っていると信じられてきました。最近になって、ほかの動物にも似たような能力があることが明らかになってきました（第2章第1項を参照下さい）。

設問8　人には約二四時間の時計の他に、約一週間の時計が備わっている。➡はい

人には七日のリズムが備わっています。（1）未熟児の血液ガス〝pH〟に明瞭な七日周期がみられること、（2）新生児の血圧には一日周期よりも大きな、明瞭な七日周期がみられること、（3）海外旅行のあとの時差ぼけに、例えば就寝覚醒のリズムに、七日リズムが出現してくること、（4）過剰労働を繰り返すサラリーマンの活動周期には、三・五日の周期（すなわち、七日の半分のリズム）が明瞭であること、（5）看護婦さんが夜勤を繰り返すと、その血圧変動に、七日の周期が顕著になってくること、また（6）心筋梗塞・脳梗塞の発現にも、一週間の周期性があること、等々です

設問9　急死には、約一・三年のリズムがある。➡はい

約二四時間のサーカディアンリズム以外にも、私たちの身体には、さまざまなリズムがあります。急死には一年よりも少し長い一・三年のリズムがあります。

体内時計は、太陽光とのかかわりから獲得した時計機構だけではなく、例えば、月の影響と約一二時間のリズム、木星の影響と約七日のリズム、太陽風と約〇・五年のリズムなどがあります。太陽光とのかかわりから獲得した時計機構を「光関連（photic）リズム」、それ以外の天体活動とのかかわりから獲得した時計機構を「光に関係のない(non-photic)リズム」と呼んでいます。一・三年のリズムは、太陽から地球に向かって吹きつける、太陽風というプラズマのリズムを、体内にコピーしたものだと考えられています。

設問10　スピリチュアルな世界は、非科学的な幻想の世界にすぎない。➡いいえ

スピリチュアルな世界は、医学の世界でも真剣に議論され、数多くの論文に死後の世界が議論されています。マイケル・セイボム博士は、一九九七年にニュー・イングランド・ジャーナルに、その経験談を報告しました。そして臨死体験を医学的な視点から研究し、一九八二年、『死の記憶：その医学的研究』という著書として出版しています。ノーベル賞を受賞したオーストラリアの神経科学者、エックレスは、こころについて研究し、それは脳とは別個に存在する可能性があると主張しました。

臨死体験や体外離脱が、スピリチュアルな現象であるのか、脳のある種の働きを見ているだけなのか、それを私たちは、まだ、結論することができません。私たちの智恵は、残念ながらまだその程度にしかすぎないのです。

おわりに

時間医学とフィールド医学の視点から、こころの時計がつくるこころの世界を紹介してきました。私は、医師として、こころこそ医療の原点であると考えています。エビデンスに基づく医療が、現在の医学・医療の基本ですが、そこには限界があります。同じ病気であっても、同じ治療の効果は千差万別です。何かが足りないと思います。病気の原因や病態は、個々に異なるからです。患者の語りに、じっと耳を傾けるこころ（ナラティブな医療）こそ、大切です。

耳を傾ける医療とエビデンスに基づく医療の融合を目指して、私は患者さんを生活の場で診療することを志し、生活の場に潜む問題点や実態を明らかにすることを求めてきました。その人の背景にある、生活習慣、社会的背景、自然環境等を十分に把握し、何が病気の原因なのかを、個別に評価したい。ありのままの患者さんに接して、その語りを聞きたいと願いました。

診療の原点に帰ろう。

そう考えた私は、二〇〇〇年七月、フィールド医学調査を開始しました。病気になる前に、病気になりやすい人を見いだし、病気にならないように生活指導を行うことを求めていきました。

最初のフィールドとして、北海道浦臼町（高齢化率三五％）を選びました。

東経一四一度五一分、北緯四三度二七分に位置し、樺戸連山と石狩川の間にひろがる小さな平地です。いくつもの川や沼が点在し、夏季は気候も温暖で湿度も低く、稲作を中心とした農村として発展しています、この町のメロン、馬鈴薯、アスパラガス、ぼたんそば、トマト等は、美味で出荷も多く、その評価も高い町です。一方、西に樺戸連山が南北に走るため、冬は雪が多く、平年降雪量は一三～一四mに達する、豪雪地域です。

明治二〇年に開墾の鍬が入り、明治二九年（一八九六年）に、坂本龍馬の甥、坂本直寛が当地に立ち寄ったとされています。明治三二年には、龍馬の養嗣子、坂本直が逝った後、その妻、留が、次男とともに直寛を頼ってこの町に移住し、大正四年まで住んでいたことが記録されています。

さて、この町で調査していて、なんとも不思議な現象に気がつきました。

これまで心拍のゆらぎは、それが小さい人は心臓病や脳卒中になりやすいこと。その予知にたいへん優れた指標であると考えられていました。それはこの町でも同様でした。ですから、心拍のゆらぎが大きい人は、心臓病や脳卒中に掛かることなく健康でいるはずでした。

ところがこの町では、心拍のゆらぎが大きい人に、がんの発症が多かったのです。

いろいろな手法で、繰り返し解析し直しましたが、心拍のゆらぎは、がんで亡くなった人で大きかったのです。当初は、偶然の結果なのだろうと考えていました。ところがこの傾向は、一年経ち、二年経ちしても、消えることなく、ましてやその相関関係はますます強くなっていったのです。

なぜ、心拍のゆらぎががんの発症と関連し、がん死を予知するのでしょう。あらためて、その結果を考え直してみました。すると、同じ疑問を持って研究している人がいることがわかりました。トレーシー博士が、その仕組みについての推論を、ネイチャーという雑誌に報告していました（詳細は、前著、『病気にならないための時間医学』第4章（ミシマ社）を参照ください）。

「がんが発症すると、その情報はすぐさま、自律神経を介して脳に伝えられる」

それに呼応するかのように、「脳は直ちに自律神経系を賦活し、がんの発育を抑制すべくその働きを強化して、がん細胞の撲滅運動を開始する」。そう考えれば辻褄が合います。

これが、心拍のゆらぎが大きくなっている理由でした。

視れども見えず。聴けども聞こえず。

このようなことは、身の回りの至る所にあります。その理由の多くは、私たちはまだ知らないことばかりだからです。心（感性）を研ぎ澄まして、こころ（見えない世界）を視る。たとえ不条理と思っても、まずはそれを受け入れることが寛容です。大きな心を持って、ゆったりと考える。見慣れない世界が現れても、それを広々としたこころで受けとめる勇気が必要なのだろうと思います。

子どもの頃、楽しく読みました孫悟空の話が思い浮かびます。「お釈迦様の命に逆らい、自分より優れた者はいないと、雲に乗って自由に空を飛びまわり、そろそろ天の端に来たのだろうと思いこみ、表れた柱に落書きして放尿します。どんなもんだと悦に入っていたところが、実はお釈迦様の手のひらの中の出来事だった。天の端と思っていた柱は、釈迦の指だった」、というお話です。当時の私は子ども心に、夢物語だと思いつつ楽しんでいました。

今、私は、それが真実なのかもしれないと思っています。地上であれこれと励み、文明を開花し、あるいは諍い、戦争・殺戮をくりかえす等と振る舞っていても、所詮は、神の御技なのかもしれません。天上に神様がいて、地上であれこれと励み悩み喧嘩をする人間どもを操っておられる。そのような気がしてなりません。ですから私たちはもっと謙虚になって、この世に生を得たことを感謝し、現在を信じ、未来に希望を持って、一生という短いひと時を、大切にしていかなければならないのだと思います。


世界は、答えのまだない課題に満ちています。この書に著した〝奇抜〟とも言える発想は、ミネソタ大学のハルバーグ教授と、名古屋大学太陽地球環境研究所の上出洋介名誉教授との、議論とご指導で浮かんできたものです。ここに改めて深謝申し上げます。

ハルバーグ教授は、私の時間生物学の師匠であり、時間医学をともに開拓した盟友でもあります。時間生命倫理学（クロノバイオエシクス）という、新しい科学の開拓に砕身している最中、ハルバーグは二〇一三年六月九日、自宅で静かに九三歳一一か月の一生を終えました。彼の志しを継いで、ハルバーグに代わって、ここに「スピリチュアルな世界の科学」を著しました。

見えないものに目を向けることをお教え戴きましたハルバーグと上出洋介先生に、ここに改めて感謝申し上げます。

オーロラの神秘を、科学の眼で追い続けられた、上出先生から戴いた著書には、「オーロラは創造の光」、との添え書きを戴いています。

「私たち人間を含む地球上の生命が、実は2つのバリアーによって宇宙の厳しい環境から護られていることに、私たちはふだん気づかずに毎日を送っている。……人間が環境に適合できないスピードで環境をつくりかえている……人間の欲望と大自然の調和を考えるべきなのであると思う。」

この著書が出版されたのが一九九二年四月です。すでに二〇年を越えた今も、このことに気づいている人は、まだまだ少ないように思います。

この本を著すにあたって、「体内時計」と「こころ」、そして「スピリチュアルな世界」という大胆な発想に同調くださり、ご厚意を戴きました、清流出版の古満温氏に深謝申し上げます。

二〇一五年六月一日

大塚 邦明

参考図書

アルボムッレ・スマナサーラ、有田秀穂『仏教と脳科学』サンガ新書056、サンガ、2012年、東京、pp322
伊藤正男『脳と心を考える』紀伊国屋書店、1993年、東京、pp229
大塚邦明『病気にならないための時間医学』ミシマ社、2007年、東京、pp261
大塚邦明『100歳を可能にする時間医学』NTT出版、2010年、東京、pp148
大塚邦明『体内時計の謎に迫る』技術評論社、2012年、東京、pp255
大塚邦明『「時計遺伝子」の力をもっと活かす』小学館101新書155、小学館、2013年、東京、pp204
大塚邦明『時間内科学』中山書店、2013年、東京、pp325
大塚邦明『健やかに老いるための時間老年学』ミシマ社、2014年、東京、pp261
大沢博『石川啄木「一握の砂」の秘密』論創社、2010年、東京、pp181
河村満「特集　脳とこころの時間」Brain Medical 2014; 26; 7-63
上出洋介『太陽と地球のふしぎな関係』ブルーバックスB-1713、講談社、2011年、東京、pp294
上出洋介『オーロラ、宇宙の渚をさぐる』角川選書532、角川学芸出版、2013年、東京、pp191
河合隼雄『こころの最終講義』新潮文庫か-27-12、2013年、東京、pp308
河野哲也『意識は実在しない』講談社選書メチエ、講談社、2011年、東京、pp226
クレア・シルヴィア、ウィリアムス・ノヴァック（飛田野裕子訳）『記憶する心臓』角川書店、1998年、東京、pp282
ジェフリー・ロング、ポール・ペリー（河村めぐみ翻訳）『臨死体験 9つの証拠』ブックマン社、東京、pp292
スティーブン・プリースト（河野哲也、安藤道夫、木原弘行、真船えり、室田憲司訳）
『心と身体の哲学』勁草書房、1999年、東京、pp369
藤田恒夫『腸は考える』岩波新書１９１、岩波書店、1991年、東京、pp226
マーク・ローランズ（今泉みね子訳）『哲学者とオオカミ』白水社、2010年、東京、pp276
三木成夫『内臓とこころ』河出文庫、河出書房新社、2013年、東京、pp207
横山俊夫編著『達老時代へ』ウェッジ選書48、ウェッジ、2013年、東京、pp237

著者プロフィール

大塚邦明（おおつか・くにあき）

1948 年、愛媛県伊予三島市生まれ。1972 年、九州大学医学部卒業。九州大学温泉治療学研究所助手、高知医科大学老年病学教室助手を経て、1998 年より、東京女子医科大学東医療センター内科教授。2008 年より、同大学東医療センター病院長、2013 年 3 月に定年にて退任。2013 年 4 月東京女子医科大学名誉教授。2013 年 4 月より 時間医学老年総合内科（寄附臨床研究部門）を主催。2015 年 4 月より 東京女子医科大学　特定関連施設　戸塚ロイヤルクリニック院長。医学博士。循環器内科学、時間医学・老年医学が専門。時間医学の視点からＥＢＭとＮＢＭ（Narrative-Based Medicine）の融合を求めている。

日本循環器学会認定循環器専門医。日本老年医学会指導医。日本高血圧学会指導医。日本自律神経学会理事。米国ミネソタ大学 Halberg Chronobiology Center の名誉研究員。

日本時間生物学会会長、日本自律神経学会会長、日本循環器心身医学会会長を歴任。時間生物学世界大会を主催。

著作に『時間医学とヤヌス医学』（メデイカルレビュー社）、『病気にならないための時間医学－生体時計の神秘を科学する』（ミシマ社）、『100 歳を可能にする時間医学－老化と寿命のなぞを解く』（NTT 出版）、『体内時計の謎に迫る』（技術評論社）、『時計遺伝子の力をもっと活かす』（小学館 101 新書）、『時間内科学』（中山書店）、『健やかに老いるための時間老年学』（ミシマ社）、『眠りと体内時計を科学する』（春秋社）、『7 日間 24 時間血圧からみる時間高血圧学』（医学出版社）などがある。

時間医学とこころの時計
心身ともに老化を遅らせ、健康に導く

2015年10月29日発行［初版第1刷発行］

著者……………… 大塚邦明

発行者…………… 藤木健太郎

発行所…………… 清流出版株式会社

東京都千代田区神田神保町 3-7-1 〒101-0051
電話 03（3288）5405
（編集担当　古満 温）

印刷・製本……… 大日本印刷株式会社

乱丁・落丁本はお取り替え致します。
Little brain and chronomics in space
ISBN978-4-86029-438-0
http://www.seiryupub.co.jp/